ギャンブル障害
STEP-G
Standardized Treatment Program for Gambling Disorder
回復支援マニュアル

国立病院機構久里浜医療センター
樋口 進　　松下 幸生　　古野 悟志

法研

はじめに

ギャンブル障害治療の普及のために

現在、ギャンブル障害（ギャンブル依存）に対する医療介入は転換期を迎えています。2016年12月に成立した特定複合観光施設区域の整備の推進に関する法律、いわゆるIR推進法により我が国でのカジノが合法化され、同時に付帯事項に、ギャンブル障害対策が規定されることで、その議論がこれまで以上に盛んに行われることとなりました。

それに伴い、今後はIR推進法に続く、IR実施法やギャンブル等依存症対策基本法の整備を徹底しなくてはなりません。

カジノに注目が集まる一方で、我が国のギャンブル障害患者にはパチンコ・スロットに依存する患者が多いという特徴があります。パチンコ・スロットは現在法的には遊技に位置付けられていますが、患者像から見ればギャンブルに他なりません。これらはカジノへの依存よりも喫緊の対策が必要な問題と考えられます。久里浜医療センターの専門外来の受診者の内訳でもパチンコ・スロットに依存する患者数は圧倒的です。

近年、パチンコ人口やパチンコパーラーの数は減少しているものの、パーラー数は依然として1万軒以上あり、それぞれの規模は次第に大きくなっています。市場規模も、30兆円前後で推移していた2010年以前に比べれば減少したとはいえ、依然として20兆円を超えています。つまり現状ではやろうと思えば、いつでもどこでもできるという環境があるのです。この環境がパチンコ・スロット依存者数が多い原因の一つであると推測することができます。

ギャンブルの種類は非常に多く、英国などのようにスポーツや政治、芸能など何にでもお金を賭けようと思えば場が成立する面もあり、種類をすべて挙げることは困難なほどです。

IR推進法により、カジノが解禁されたとしてギャンブル障害がにわかに注目を浴びています。よりギャンブル障害患者の増加が予測されるからです。しかし、カジノ以前にパチンコにおける環境のように我が国独特の風土があり、ギャンブル障害患者自体は少なくなかったということは前述のとおりです。

とはいえ、この機会にギャンブル障害に注目が集まることは歓迎されるべきことともいえます。多くの議論が行われることで、それらがギャンブル障害研究全体に反映されるようになり、今後、その対策の進展が期待されます。

2020年からはギャンブル障害への医療介入として、認知行動療法（CBT）が保険診療として認められることとなりました。久里浜医療センターでは従前から、患者グループへのCBTを用いたセッションを行い、患者の回復に関し高い効果を得ています。

本書では、これらを各医療現場で役立てていただくためギャンブル障害標準的治療プログラム（STEP-G：Standardized Treatment Program for Gambling Disorder）として6回のセッションからなる診療アプローチについて順を追って詳解していきます。また、医療者をはじめ治療を受けている本人、ご家族にも参考にしていただけるようにギャンブル依存の基礎知識や診療の基礎となる研究など知っておくと役立つ事柄を紹介します。

本書が全国の医療機関にギャンブル障害の標準的治療プログラムが広まることにつながり、そして医療者及び患者さん、患者さんのご家族、またすべての患者支援に取り組む方々の一助となることを願っています。

目次

装丁・本文デザイン
澤田 かおり（トシキ・ファーブル）

ギャンブル障害の位置づけと呼び方

いわゆる「ギャンブル依存」は、1980年にアメリカ精神神経学会が作成した診断基準『精神障害の診断と統計マニュアル（Diagnostic and Statistical Manual of Mental Disorders, DSM）』の第三版であるDSM-IIIで「病的賭博」という名称で初めて病名として定義されました。当初は衝動を抑えることが難しい病気という考え方から、「衝動制御障害」という疾病グループのうちの一つと位置づけられ、この位置づけは次の改訂版であるDSM-IVまで継続されました。しかし、他の物質依存（薬物依存など）と共通する点も多いことから、DSM-5ではギャンブル障害に病名が変更になり、嗜癖性障害に含まれることになりました。

嗜癖性障害は依存と嗜癖では言葉を区別し、アルコールや依存性薬物など物質への依存を物質依存と呼ぶのに対して、ギャンブル、ネットゲームや、まだ正式には診断基準には含まれていませんが、買い物、窃盗、セックスなどの行為に対する依存は行動嗜癖と呼びます。

本書ではこれにならい、ギャンブルに依存している状態を指す病名としてはギャンブル障害を使用しますが、巷間では「ギャンブル依存」「ギャンブルに依存する」などの表現が定着しているため、久里浜医療センターの専門外来はギャンブル依存外来という名称を用いており、本書のなかでも場合によりギャンブル依存、ギャンブルへの依存などの言葉も併せて使用します。

第1章

ギャンブル障害
支援のために

ギャンブル障害を抱える患者さん、
その回復を支援する方々のために
ギャンブル障害という治療が必要
な病気やその支援に関する基礎的
な知識を紹介します。

支援のためにまず大切なこと

ギャンブル障害患者の支援者

本書はギャンブル障害を抱える人の、回復を支援する方に役立てていただくために書かれた内容になっています。患者を支援する人には大きく分けて2種類の立場の方が想定されます。

まず、ギャンブル障害の方の家族やパートナーなど身近にいる人です。借金問題や人間関係のトラブルに巻き込まれるなど、悩みを抱えている方も少なくありません。また、なかには患者のためにとしている行動によって結果的に状況を悪くしてしまったり、ギャンブル行動を助長してしまったりしているケースもあります。そうしたことはギャンブル障害という病気について知らなかったり、誤解をしているために生じます。まずは、病気を正しく知ることが問題解決への一歩となります。

そして支援者には、医療機関や行政、自助グループなどで患者や家族を支援する立場の人も含まれます。本書ではそうした立場の方々に、ギャンブル障害治療への知識をより深めて役立ててもらうため、2020年から保険収載された認知行動療法による標準的プログラムと、その具体的なステップとなる「STEP-G」の進め方、またギャンブル障害診療の最新知見を紹介します。

支援者

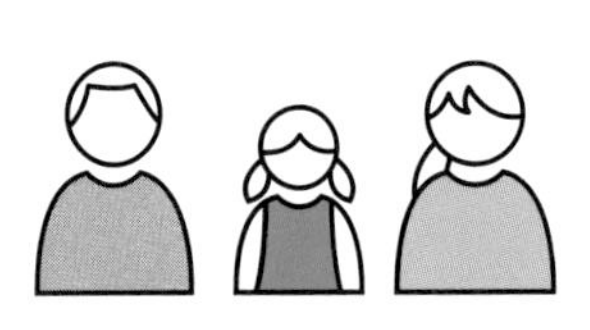
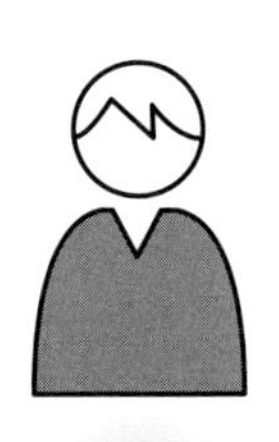

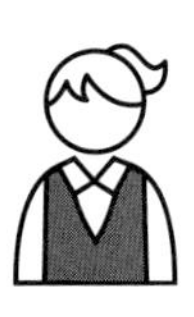

家族
身近な人

当事者
本人

医療者
行政
支援スタッフ

病気について知識を持つ

ギャンブル障害の人にギャンブルをやめさせようとする場合、まず「ギャンブル障害」という病気について知る必要があります。

ギャンブル障害患者にあまり接したことのない人からは誤解されがちなのですが、ギャンブル障害も含めて、依存は脳の機能の病気であり、本人の意思の弱さや性格の問題ではありません。患者本人も内心ではなんとかしたいと思っていることも多いのですが、なかなか意思の力では改善することができません。ギャンブル行動にとらわれ、生活の最優先事項がギャンブルになってしまっている状態では行動をコントロールすることは難しいのです。周囲が諭(さと)したり、罰を与えてもギャンブルをやめさせることは困難です。

そこから生まれる軋轢(あつれき)や葛藤(かっとう)により、隠し事や嘘が生まれます。家族は、なんとかギャンブルをやめさせようとしているのになかなか事態がよくならないというつらい状況に置かれがちです。本人との関係も変化していき、心身への負担が大きくなります。

ギャンブル障害という病気について知ることで、患者がとる行動も依存の特徴なのだと理解できるようになり、戸惑ったり翻弄されることが減ります。

また、いつか治るだろうと放置したり、イネイブリング（27ページ）などの誤った対処でギャンブル行動を助長してしまうことなども防ぐことができます。

ギャンブル障害についてよくある誤解

ギャンブル行動について

- 真心を込めて説得すれば改心してやめるのでは？
- 罰を与えればやめるのでは？
- 近所にギャンブル場がなければやめるのでは？
- 賭けるお金がなくなればやめるのでは？

- 次に大勝したらやめるのでは？
- そのうちに飽きてやめるのでは？
- 損することが多いとわかればやめるのでは？

パーソナリティについて

- ギャンブルをする人は射幸心*が強い怠け者
- ギャンブルをやめられないのは意思が弱いから
- 周囲に嘘をついてギャンブルをするのは卑怯な人間だから
- ギャンブルが好きで楽しいからギャンブルをやめない
- またギャンブルを再開するなんて、本人はぜんぜんやめる気がない
- 本人は仕事や人間関係がどうなってもいいと思っている

＊射幸心：幸運を得たいと願う感情

傍から見るとこのように見えることがありますが、これらは誤解です。ギャンブル障害という病気が患者にこのようにふるまわせてしまうのです。

家族だけで抱え込まない

依存症は「周囲を巻き込んでゆく病気」でもあります。本人だけではなく、家族も長い間ギャンブルから生じる問題の対応に追われて疲弊しがちです。

大事(おおごと)にしたくないあまりに身内だけでなんとか対処しようとすることがイネイブリングになってしまうこともあります。

また、家族のほうが不眠や抑うつ、不安感など精神的な症状に悩まされていることもあります。依存症の人の配偶者の15%程度がなんらかの精神的な不調で医療機関にかかっていたという調査もあります。これでは適切な対処を講じようと思ってもうまくはできません。なるべく早期のうちに専門家に相談することがよいでしょう。

家族が精神的な不調に陥ってしまうことも少なくありません。そうした場合はまずは家族が自分自身のために受診します。

本人は受診したがらないことも多い

患者本人が問題を認めようとしないことも依存の特徴です。ギャンブル障害が疑われる場合でも、本人は自分自身にギャンブルの問題があることをなかなか認めません。自分からは進んで治療を受けようとすることもほとんどありません。この本人に病気だという自覚（病識）がないことや、依存しているギャンブルを禁止されてしまうことへの強い抵抗感のためか、あるいは身近にギャンブル障害を治療できる施設がまだまだ多くないせいか、ギャンブル障害は、治療が必要な患者数に対して、実際に治療を受けている人が少ない「トリートメント・ギャップ」（16ページ）という問題を抱えています。

しかし、本人が自分から問題を解決しようと思わなければ回復は難しいでしょう。そのための第一歩として、本人よりも先に家族が専門家とつながることが提案されます。

家族と専門家がつながる

本人が受診に消極的な場合は、家族だけが医療機関を受診する、または医療機関や精神保健福祉センターに相談するとよいでしょう。家族教室への参加も勧められます。

ギャンブル障害という病気について知識のある第三者の視点を得ることで、状況を客観的に見ることができるようになります。また正しい知識を確認することで、まずギャンブルの問題に対応しやすくなります。そして、問題を認めようとしない本人に、治療の大切さや回復が可能であることを伝えることもできます。

また、そこでほかのギャンブル障害患者のケースに接することもあります。すると、立場や行動の詳細こそ違えど、ギャンブル問題を抱える人々が似たような思考や行動に陥っていることに気づきます。患者のパーソナリティや自分の家庭内だけの問題ではなく、ギャンブル障害が珍しくない病気なのだと理解することにもつながります。

ギャンブル障害は治療が必要な病気

医療機関での治療が有効

ギャンブル障害は本人の意思に任せていると改善しないことが多く、放置しているうちに悪化したり、借金などの問題が大きくなってしまうケースも少なくありません。依存の特徴の一つに行動がエスカレートすることがあります。耐性ができて快感を得にくくなり、従来と同じ刺激では満足できなくなるからです。ギャンブルであればよりリスクの高いものや、賭け金の大きいギャンブルを求めるようになります。ギャンブルをする頻度が増えることもあります。ですから、なるべく早期から専門家による治療を受けることが望ましいのです。

しかし、先述のようにギャンブル障害の人はなかなか受診に至りません。進んで受診しようとする患者は少数です。

また、とくに家族などの身内はギャンブルによる問題を恥と感じがちで、借金の肩代わりをする、本人に代わって謝罪するなどの対応をするケースも多いのですが、これらがイネイブリングといって問題を長引かせることにつながってしまいます。

ギャンブル障害に限らず、依存は家族だけで解決することは難しく、医療機関での治療は有力な対応方法の一つとなります。

しかし、ギャンブル障害の診療を行う医療機関は限られており、受診へのアクセスは容易とはいえません。本書のテーマでもある標準的プログラムの必要な人に医療が提供されないのが現状であり、今後の課題となっています。また、患者本人も進んで治療を受けようとしないという特徴があります。

トリートメント・ギャップ

ギャンブル障害に関し、治療が必要な病気でありながら当事者が治療を求めない傾向が強いことがあります。そしてこれは他の依存とも共通した特徴です。治療の必要な人の数と実際に治療を受けた人の数の差をトリートメント・ギャップといいます。

米国の調査によると、ギャンブル障害で治療を求めたのは、7%～12%で[1]、物質依存や他の精神疾患より低くなります[2]。

厚生労働省の調査では、ギャンブル障害の外来患者数は、2017年度は約3,500人、アルコール依存症は約102,100人、薬物依存症約10,700人と比べてけた違いに少ないということが報告されました。しかし、ギャンブル障害が疑われる患者は全国で約700,000人と推計され、トリートメント・ギャップが大きいことがうかがえます。

治療を求めることの阻害要因に関する総説によると、治療を求めない最も多い理由は、「自分で解決したいという希望」、そして「自分で解決できるという信念（思い込み）」だと考えられます。さらに、治療に対する羞恥心、秘密にしたい心理、きまり悪さ、プライド、偏見への恐怖、問題を認めたくない、ギャンブル問題への過小評価が続きます。

また、治療内容への不安、治療の質・有効性への不安、治療オプションに関する知識のなさ、治療に参加できない現実的な理由といった項目が過半数の報告で示されています[1]。

また、男性は羞恥心、きまり悪さ、プライド、偏見といった理由を挙げる傾向が強く、高齢者や重度の患者、または経過の長い患者では経済状態がよくないケースも多く、治療コストも患者を治療から遠ざける理由となります[3]。

受診率の低さには、アルコールへの依存などと比べて、ギャンブル障害による身体への影響がそれほど大きくないため、患者が危機意識を持ちにくいということが考えられます。

これらのような事情から、深刻な経済的・社会的破綻をきたした後にやっと、初めて医療機関にたどりつくケースが多くなります。そのときにはすでに家族の生活や人生にも重大な影響を及ぼしていることも少なくありません。

集団精神療法は有効な治療

先述のようにギャンブル障害の患者は、ギャンブルにとらわれていると同時に、ギャンブルに関する考え方に偏りがみられることがあります。

たとえば、いやなことがあったときにすぐに「ギャンブルがしたい」と思いつくような傾向がみられます。考え方のクセができているのです。実際にはいやなことがあったからといってギャンブルをすると、ストレスは減らないばかりか余計に困ったことになりがちです。認知を正す治療を行い、現実を見つめ直し、ギャンブル以外のストレス対処法や問題を解決する方法に目を向けるようにしていきます。

認知の偏りはほかにもあります。たとえば、ギャンブルのためにお金に困っているにもかかわらず、少しお金が手に入ると「これでギャンブルができる」などと考えてお金を使ってしまいます。また、使ってはいけないお金であっても「ギャンブルで儲けて増やせば問題ない」などと考えてしまいがちです。

ギャンブル障害によくみられる認知の偏りは、第4章の135ページで紹介しています。

これらが誤りであることに気づかせ、正していくことも患者の回復につながります。そのための治療法を認知行動療法といいます。文字通り、認知の誤りや偏りを修正し、行動を改善していくことを目的としています。

本書で紹介する集団療法標準プログラム（STEP-G）も認知行動療法がもとになっています。プログラムの詳しい内容は第3章で紹介します。

依存症集団療法の保険適用について

現在、ギャンブル障害の治療には集団精神療法が有効と考えられます。

2020年4月の診療報酬改定で、ギャンブル障害の治療としては初めて集団療法を評価した点数が設定されました。

従来、診療報酬の「依存症集団療法」の対象疾患は薬物依存のみでしたが、このギャンブル障害への保険適応により「標準的治療プログラム」に沿った治療を行い、所定の施設基準を満たした依存症専門医療機関ではギャンブル障害についても算定が可能となりました。

これにより標準的治療プログラムの普及が促進され、全国で均質の治療が実施されるようになるとともに、前述のような医療機関不足の解消につながることが期待されます。

ギャンブル障害とは

ギャンブル障害の対象となるギャンブル

ギャンブル障害という病気の対象となるギャンブルは、金銭やものなどを賭けて、ほかのものを手に入れようとする性質のある行為全般をいいます。

一般的にギャンブルには違法なギャンブルと、特別法で規定された競馬、競艇、競輪、オートレースなどの公営ギャンブルがあります。このほかにパチンコやスロット、マージャンなどは法的には遊技といいますが、実質的にギャンブルである場合はギャンブル障害の枠組みの中でギャンブルとして考えます。

そのほか、宝くじや投機（株式、FXなど）もギャンブルとして扱います。電子ゲームにおけるガチャなどは、ギャンブルとしてみるか議論がありますが、不確定な報酬のためにお金をつぎ込んでしまう人がおり、そういった点ではギャンブル性があると考える場合もあります。

新しい形態としては、オンラインでのギャンブルや複合型リゾート施設（IR）などカジノでのギャンブルなどがあり、これらも依存症対策を考えていく必要があります。

実際の患者がハマっているギャンブルについては第4章で紹介します。

ギャンブル障害とは

では、ギャンブル障害という病気についてあらためて確認していきましょう。

ギャンブル障害とは、その人の人生に大きな損害が生じるにも関わらず、ギャンブルを続けたいという衝動が抑えられない病態をいいます。ギャンブルでの勝ちを追い求め、ギャンブルの仕組み上、たいてい最後には賭け金を失ってしまうため金銭のトラブルが増えます。利益を得るためにギャンブルをしているように思われがちですが、確率的に得にはならないことを本人もわかっていることが多いです。あくまでもギャンブルによる興奮や快感を得るためにギャンブルがしたいのです。

ギャンブル障害患者の傾向として認知の偏りが見られ、典型的なものは135ページで紹介するようなもので、物事の大半がギャンブルをしたり、続けようとする思考につながっていきます。

普通のギャンブル好きとの違い

ギャンブルを趣味として楽しむという人は多くいますが、ギャンブル障害の人はそのコントロールがきかなくなってしまった状態です。どちらも当初は楽しむためにギャンブルをしますが、ギャンブル障害の人はだんだんその行動がエスカレートしていき、コントロールできなくなっていきます。

ギャンブル障害とそうでない人の比較

	趣味の域	ギャンブル障害
賭け方	楽しみの範囲内で賭けている。生活に支障を来すことはない	コントロールできず問題を起こす。エスカレートしていく
金銭	小遣いの範囲で楽しんでいる	賭け金が増えていく。歯止めがきかない。借金をくり返す
ギャンブル行動	したいと思っても、状況によってはしないで済ますことができる	してはいけない状況でもがまんできない。賭け始めると止められない。負けるとギャンブルで取り返そうとする
生活のなかで	ギャンブル以外にも仕事や家庭生活など大切にしている活動がいくつもある	ギャンブルが生活の最優先事項。ギャンブル中心の生活

最初は楽しくて始めるがエスカレートする

最初は趣味として楽しんでいるだけです。賭ける範囲も小遣いのなかでやりくりし、資金が尽きたらそこでやめます。

しかしそこで覚えた楽しさや興奮を忘れられず、いくらギャンブルをしても物足りないと感じるようになるケースがあります。楽しみや興奮を味わうためにギャンブルがエスカレートしていきます。具体的には賭け金や頻度が増えたり、よりハイリスク・ハイリターンのギャンブルを渇望するようになります。歯止めがきかなくなり、○時にはやめて帰る、○万円までしか使わないと決めていてもそれを守れなくなります。負けたときには「負けをギャンブルで取り返そう」などと考え、勝つまで深追いしようとします。

同時にギャンブルに心をとらわれ、ギャンブル以外のことに意欲が失われていきます。四六時中ギャンブルのことを考え、生活が荒(すさ)んだり、仕事がおろそかになったりします。家族といるときも、仕事をしているときもどうやってギャンブルをする時間を作るかを考えています。足りない資金を補うために借金をするようになりますが、返済のことも深くは考えられず、ギャンブルで儲けて返せばよい、借金はギャンブルで取り返すしかないなどと考え、結果的に返済に行き詰まります。家族や職場にも言えず嘘や隠し事が増え、そのために問題がどんどん大きくなり、生活が破綻していきます。それでもギャンブルを続けようとします。

ギャンブルによって生じる健康・社会・家族問題

- 家の大事なお金を持ち出す。
- 家族の知らないところで次々に借金を作る。
- 借金を返しても、またすぐに借金を作る。
- 家族に頻繁に嘘をつく。
- 家族の信用を失う。
- 家族内で口論、暴言、暴力が絶えない。

- 子どもへの悪影響。
- 夫婦別居・離婚。
- 職場で給料の前借をする。
- 同僚から借金をして返さない。
- 仕事の能率が下がる。
- 職場を解雇される。
- 詐欺、窃盗、横領をはたらく。
- うつ状態、不安、不眠などの精神症状。
- 希死念慮、自殺企図。

こうしたことの結果、離婚など家族関係を含む人間関係のトラブル、破産を含む金銭問題、法律問題や違法行為をはたらいたことによる懲役、仕事能率の低下や失業、健康問題、希死念慮や自殺などの深刻な問題に至ることがあります。

ギャンブル障害のメカニズム

ギャンブルをなかなか止められない、しばらく止めていても久しぶりに行うと止められなくなる。これは、脳内のいわゆる「報酬系」などの機能異常が原因と考えられています。

脳内には、「脳内報酬系」と呼ばれる神経回路があります。我々が感じる、気持ちよさ、ワクワク感、多幸感などは、この部位が働いて生まれます。ギャンブルで勝って嬉しい経験をしたときに、この部位が強く反応して、ドーパミンという快楽物質が大量に作られ放出されます。その快感が記憶されるので「またギャンブルをしたい」と渇望します。それをくり返し経験しているうちにギャンブル行為と快感が結びつきます。依存の始まりです。

ギャンブルをし続けて依存状態になるにつれて、この部位は快楽に鈍感になり(耐性)、ギャンブルの勝ちにもだんだん反応しなくなります。そして、耐性ができることで、前と同じ行動では期待する興奮や快感が得られなくなり、賭け金が高くなったり、回数が増えたりと行動がエスカレートします。

一方、理性を司る前頭前野の機能も低下することで、衝動のコントロールにも異常があらわれます。

同時に、依存状態になると、自分がしているギャンブルを連想させる何かを見たり、聞いたりすると、その時だけ脳の一部が強く反応し、「ギャンブルをしたい」という強い欲求に襲われるようになります。ほかのことに対する関心や意欲が低下していく一方で、ちょっとしたきっかけでギャンブルをしたいという強い欲求が惹起（じゃっき）されるようになっていくのです。こうして一日中ギャンブルにとらわれ、生活の最優先事項となってしまいます。

もはや、本人の意思や周囲の説得によってギャンブル漬けの状態から脱することは難しい状態です。もともとは律儀でまじめだった人が家族に隠れて借金をしたり、人からお金をだまし取ろうとするようなことも珍しくありません。

さて、このような脳の機能は元の健康な状態に戻るのでしょうか。

研究によると、ギャンブルを断つと、年余の時間はかかるものの、元の状態にゆっくりと戻ってゆくとのことです。しかし、ギャンブルを続けるとますます悪くなっていきます。

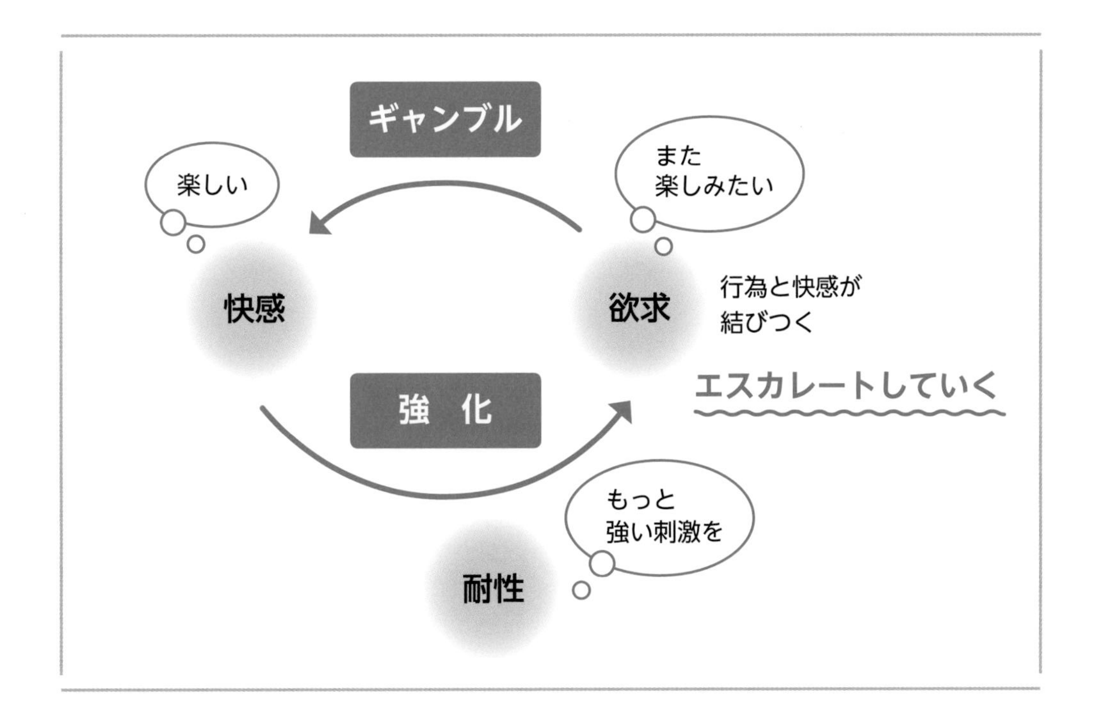

ギャンブル障害になりやすい要因

ギャンブル障害の原因について、まだはっきりとしたことはわかっていませんが、年齢や性別などの生物学的要因、遺伝的要因、生い立ちや周囲の人とのかかわり、ギャンブルに接したり、ギャンブルをする機会が多かったかなどの環境要因が組み合わされて発症している可能性があると考えられています。

また、前述のように、脳内の報酬系という部位が亢進しているため、とも考えられています。

パーキンソン病とのかかわりも報告されています。パーキンソン病は手の震えや運動機能の障害などの症状があらわれる、高齢者に多い脳神経系の病気です。パーキンソン病の患者にはギャンブル障害が多いのです。パーキンソン病は脳のドーパミン伝達がうまく機能しないことが原因と考えられていますが、その治療に使われる薬の影響でギャンブル障害を起こしやすくなる可能性があります。

これまでの研究等から、発症に影響を与えうる要因として、次のようなものがあげられています。

ギャンブル障害を発症する危険因子

年齢、性別

幼少期や青年期のギャンブル体験は、ギャンブル障害のリスクを高めます。ギャンブル障害は、若い人や中高年によくみられますが、ときに高齢者にもみられます。性別では、男性に多い傾向があります。

性格傾向

ギャンブル障害は性格が原因ではありません。しかし、衝動性の高い人は、高くない人よりギャンブル障害になりやすいと考えられています。

環境要因

ギャンブルを始めた初期に大勝ちした経験がある、ギャンブルにアクセスしやすいなどの環境は、ギャンブル障害のリスクを高めると考えられます。

家族の影響

家族にギャンブルの問題を抱えている人がいる場合は、ギャンブル障害のリスクが高まります。

精神疾患

薬物やアルコールなどの物質乱用、抑うつや不安、双極性障害、強迫性障害、ADHD (注意欠如多動性障害) を抱えている人の中には、ギャンブル障害の問題を抱えている人もいます。

パーキンソン病の治療薬

パーキンソン病治療薬であるドーパミンアゴニストという薬の副作用として、ギャンブル障害がみられることがあります。

ギャンブル障害支援で注意すること

大きな問題は借金問題と嘘

ギャンブル障害の問題の多くはお金にまつわるものです。ギャンブルにとらわれ、仕事がおろそかになるというケースもありますが、多いのはギャンブルに歯止めが利かなくなり、際限なく賭け金をつぎ込んでしまうことによるものです。

たとえば、ギャンブルの軍資金として給料のほとんどを使ってしまう、家族の貯金に手を出す、親族からお金を借りて返さない、高利な金融機関からお金を借りるといったトラブルが多く聞かれます。

隠し事をしたり、嘘をつく行動も特徴的です。お金を得るために家族や身近な人に嘘をつく、ギャンブルをやめる、またはやめたといって実際はやめない、ギャンブルをしていることを隠す、借金をしていることを隠す、といった行動がしばしば見られます。

場合によっては、窃盗、横領など、犯罪に手を染めてしまうこともあります。このようなことがくり返されることで、社会的信用を損なったり、家族との関係が悪くなったりと社会生活に支障を来しがちです。ギャンブル障害から離婚に至るケースも稀ではありません。

ギャンブル障害で生じる問題

- 深追い、借金、嘘、自殺
- 経済的な問題
- 生活上の支障
- 家族への影響

違法な行為へのハードルが低くなる

先述したようにギャンブルは法律で規定されている公営ギャンブル以外に違法な賭博などがあります。反社会的勢力の資金源となるなど不適切な行為であり、法律で罰せられます。ギャンブル障害がエスカレートしてくるなかで、より強い刺激を求めて違法なギャンブル行為へ手を伸ばしてしまう人もいます。

また、ギャンブル資金が底をついてしまうとギャンブルをしたいあまりに、他人のお金に手を出すことがあります。ギャンブルに対する渇望の強さと制御の利かなさから、もともとまじめで理性的だった人でもこのような思考に陥ることが少なくありません。ギャンブルにとらわれている間は罪の意識も希薄になります。会社や家族のお金を使いこんだり、窃盗や詐欺などをしてでもギャンブルを続けようとします。

注意したいイネイブリング

身近な人のかかわり方で注意したいことがイネイブリングです。ギャンブル障害において、イネイブリングとは、ギャンブル障害患者がギャンブルをすることを可能にしてしまう行動のことです。

イネイブリングをしてしまう人をイネイブラーといいます。身近な人の行動がギャンブル問題を悪化させてしまうことがあるのです。

イネイブリングとして典型的なものが借金の肩代わりです。問題を身内に留めようと借金を代わりに払ってしまうことがよくありますが、本人がその恩に報いるためギャンブルをやめるということはなく、ギャンブルの再発につながります。

ギャンブルができないことで本人が機嫌を悪くしたり、イライラして怒りっぽくなったりすることで、穏便に済ませたい気持ちから身近な人がお金を渡してしまうケースもあります。しかしこれは不機嫌にふるまうことでお金をせしめられるという誤学習につながりかねない、よくない対応です。

家族からお金を引き出せなくなると、離れて暮らす親せきや知人などお金が借りられそうな人に手当たり次第に借金を申し込んでしまうこともあります。本人が連絡しそうな人にはあらかじめ、借金を申し込まれてもお金を貸さないように言っておかなくてはなりませんし、あとから露見しても本人に代わって取りなしたり、肩代わりしてはいけません。

家族内の秘密に留めようとすると対応に限界があるのです。このようにイネイブリングにつながって、かえって事態が悪くなってしまいかねません。

「もうお金は渡しません。借金の肩代わりもしません。病院で治療を受けるべきです」ときっぱり本人に伝えることが、結果的に問題を最小限に留め、本人の回復を助けることにつながるのです。

イネイブリングの例

- 借金の肩代わり
- 顔色を窺ってお金を渡す

合併する精神障害の存在

合併障害とはある障害に併存している別の障害のことをいいます。ギャンブル障害はさまざまな調査によってほかの精神障害の合併が多いことがわかっています。合併障害があることで治療への意欲や行動のコントロールに影響することもあり、より治療が難しくなります。

また、ギャンブル障害が原因となって精神障害を引き起こすケースもあります。

ギャンブル障害に合併する病気で主なものは、アルコール依存、薬物依存、ニコチン依存などの依存があります。ギャンブル障害とメカニズムが似ていることが指摘されている「ゲーム障害」は今後研究が進められるでしょう。うつ病、不安障害などもよく報告されます。また、発達障害などを併せ持つ人も見られます。

久里浜医療センターを受診したギャンブル障害の患者の約半数になんらかの合併精神障害が報告されています。

こうした疾患とギャンブル問題との関係は明らかになっていませんが、冷静に判断をしたり、衝動をコントロールしにくいなどの直接的なかかわりのほかに、なんらかの生きづらさから気を紛らわせるために依存対象を求めがちになるなど、間接的にかかわっている場合もあると考えられます。

主な合併精神障害

- 依存（アルコール依存、薬物依存、ニコチン依存　など）
- うつ病、不安障害など
- 発達障害
  （ADHD：注意欠如多動性障害、ASD：自閉症スペクトラム障害　など）

さまざまな影響

また、ギャンブル障害によって、認知能力が低下する可能性があることも指摘されています。報酬系が過剰な刺激を受け続けることによって感受性が麻痺（まひ）・鈍化（どんか）してくることが関係しているとみられています。

また、ギャンブル障害によって患者の自殺のリスクが高まることにも注意が必要です。多くの調査で、ギャンブル障害患者では、「自殺したいと思ったことがある」、「自殺しようとしたことがある」と回答した人の割合が高いと報告されています。ギャンブル障害の症状がより重症で、経済状態がよりよくないという人の場合にさらにリスクが高まるという報告もあります。

第2章

ギャンブル障害の診断と治療

ここでは主に、ギャンブル障害で医療機関にかかる際の診断までの流れと治療の選択肢についてお話しします。

ギャンブル障害で受診する

ギャンブル障害で医療機関を受診する

ギャンブル障害の治療を行える医療機関は限られており、家族が受診先を探すとなると困難なことも多いです。基本的には精神科を受診しますが、精神科でもギャンブル障害や依存症の診療を行っていない医療機関もあるので予約時に確認します。

ギャンブル障害に対応している医療機関がすぐに見つからない場合には、地域の精神保健福祉センターや保健所などで相談するとよいでしょう。

また、久里浜医療センターが運営する依存症対策全国センターのホームページでは全国の医療機関と回復施設のリストを公開しています。

依存症対策全国センター
https://www.ncasa-japan.jp/

通えそうな医療機関が見つかったら予約をします。その際、受診時に必要な持ち物などを確認し、また受診までに患者の病歴やギャンブル行動についてメモなどにまとめておくとよいでしょう。不眠や抑うつなど、家族にも不調があらわれている場合は、予約時にそれも伝えます。

久里浜医療センターでの治療の流れ

次ページの図で最初の受診（初診）から回復までの例を、久里浜医療センターのモデルで紹介します。

初診

- 生活歴や病歴の聴き取り
- 医師による診察と検査

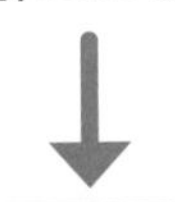

再診

- 診察と検査
- ほかの病気との鑑別など

入院の場合

- 基本的に2ヵ月程度
- 認知行動療法などの治療を受ける

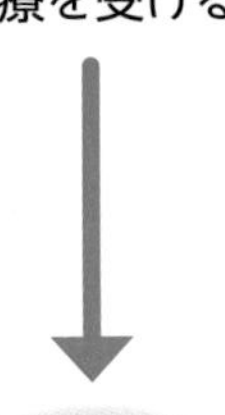

退院後

通院の場合

- カウンセリング・認知行動療法など
- 6週間ほど、週に1度のペースで通院

通院の認知行動療法プログラム終了後

経過観察

- 再発予防のために定期的に通院
- 手紙療法なども

再発防止のためのフォローアップや追加治療

重症の場合は入院治療

入院治療の目的は、本人が環境を変えることで治療に集中し、健康状態や生活を立て直すことです。もちろんギャンブルもできないので、強制的にギャンブルと距離を取っている期間に、ギャンブルへのとらわれをリセットすることも期待できます。この間、認知行動療法や薬物療法などを行って、退院後もギャンブルをやめた状態を維持できるようにサポートを行います。

入院期間は、通常2ヵ月ほどになります。期間が長すぎても社会復帰が困難になると考えられています。

ほかの合併障害などがある場合には、その状態によって、入院期間や治療法を調整することもあります。

ギャンブル障害の入院治療

- 2ヵ月程度
- 集中的に治療を行い健康状態や生活を立て直す
- ギャンブルと距離を置くことができる
- 退院後もやめた状態を維持できるようにサポートする

入院治療が適用となるケース

- 入院しないとギャンブルを止めることができない
- 生活の乱れが激しい
- 家族への暴力などにより在宅療養が困難である

ギャンブル障害の診断

初回診察時に聞かれること

久里浜医療センターでは、予約時または初回受診時に次のようなことを確認しています。

- ギャンブルをいつ始めたのか
- どのような種類のギャンブルをしているのか
- ギャンブルをする頻度
- ギャンブルで使った金額や借金の有無
- 生活上支障を来していること
- 勤務状況、遅刻欠勤の有無
- 家族、親戚、友人、同僚との関係にトラブルはあるか

以上のようなことをあらかじめまとめておくと、受診時に役立ちます。本人による申告では、過小に報告しがちなので、家族からの正確な情報の提供が参考になります。可能であれば家族も一緒に受診できるとよいでしょう。

そのほかの検査

また、これらと併せて、合併障害の診断やほかの病気との鑑別のための検査を行うこともあります。

主な検査は次のようなものになります。

- 心理検査（うつ病や発達障害の有無などを確認する）
- 脳画像検査（脳腫瘍や脳梗塞などの合併症を確認する）
- 血液検査（身体的な病気や健康状態を確認する）

ギャンブル障害以外の疾患が見つかった場合は、そちらの治療を行うこともあります。

多くの場合、これらの検査を行いながら1〜2回の通院で、ギャンブル障害の診断が確定します。

診断基準

DSM-5での基準

医師は、診察で聞き取った話をもとに診断基準に照らし合わせて診断を行います。ギャンブル障害の診断には、DSM-5のギャンブル障害の診断基準が最もわかりやすいでしょう[4)]。12ヵ月の期間に4つ以上の項目を満たせばギャンブル障害と診断されます。

なお、この12ヵ月はいつでもよいのですが、過去12ヵ月を評価する場合は現時点での状態への診断になります。項目Aの１）から６）までは、依存行動に関する項目です。残りの3項目は、依存行動に起因する特有の問題です。

さらにこの中で、６）の「損失の後追い」項目はギャンブル障害に特有の項目で、他の依存にかかわる診断基準には見当たりません。その分特異性が高いと考えられ、患者にこの項目を聞くだけで、ギャンブル問題の深刻さが推察できる要素となっています。

また、38ページにギャンブル障害とほかの依存症との共通点を紹介します。

表1 ● ギャンブル障害診断基準（DSM-5）

A. 臨床的に意味のある機能障害または苦痛を引き起こすに至る持続的かつ反復性の問題賭博行動で、その人が過去12ヵ月間に以下の4つ以上があてはまる	
1）興奮を得たいがために、賭け金の額を増やして賭博をする要求	
2）賭博をするのを中断したり、または中止したりすると落ち着かなくなる、またはいらだつ	
3）賭博をするのを制限する、減らす、または中止するなどの努力をくり返し成功しなかったことがある	
4）しばしば賭博に心を奪われている（例：過去の賭博体験を再体験すること、ハンディをつけること、または次の賭けの計画を立てること、賭博をするための金銭を得る方法を考えることを絶えず考えている）	
5）苦痛の気分（例：無気力、罪悪感、不安、抑うつ）のときに賭博をすることが多い	
6）賭博で金をすった後、別の日にそれを取り戻しに帰ってくることが多い（失った金を深追いする：損失の後追い）	
7）賭博へののめり込みを隠すために嘘をつく	
8）賭博のために重要な人間関係、仕事、教育、または職業上の機会を危険にさらし、または失ったことがある	
9）賭博によって引き起こされた絶望的な経済状況を免れるために、他人に金を出してくれるよう頼む	
B. その賭博行動は躁病エピソードではうまく説明されない	
挿話性	2点以上で診断基準に当てはまるが、ギャンブル障害の期間と期間の間に少なくとも数ヵ月間は症状の軽快がある
持続性	持続する症状を経験し、何年もの間、診断基準に当てはまる
寛解早期	過去にギャンブル障害のすべての基準を満たした後、少なくとも3ヵ月間以上12ヵ月未満の間はギャンブル障害のいずれの基準も満たしたことがない
寛解持続	過去にギャンブル障害のすべての基準を満たした後、12ヵ月以上の間、ギャンブル障害のいずれの基準も満たしたことがない
重症度	4～5項目：軽症、6～7項目：中等症、8～9項目：重症

久里浜医療センター訳

表2 ● ギャンブル障害と依存症の共通点

	衝動制御の障害	物質使用障害	ギャンブル障害
基本的診断基準	くり返す強い欲求 行動前の強い緊張とその後の安堵感 考えや心像に没頭	物質摂取への強い欲求または強迫性 コントロール喪失	ギャンブルへの強い欲求または強迫性 コントロール喪失
行動上の特徴	楽しくない行動のくり返し 行動前の緊張と行動後の解放感が特徴	始めた頃は報酬と関連していた行動をくり返す	始めた頃は報酬と関連していた行動をくり返す
併存症	まれ	多い	多い
脳構造	詳細不明だが、衝動を制御するのは下前頭回路	前頭前野-線条体回路 最初は腹側線条体、後に背側線条体	前頭前野-線条体回路 最初は腹側線条体、後に背側線条体
強迫性/衝動性	衝動性	最初は衝動性、後に強迫性	最初は衝動性、後に強迫性
報酬感受性	不明だが疾病の中心ではない	物質ではない報酬には感受性が低下 物質による報酬への感受性は増加	物質による報酬への感受性は増加 ギャンブルに関連した報酬への感受性は増加

（文献5、松下 幸生訳）

ICD-10　病的賭博の診断基準

もう一つの国際的に用いられている診断基準が世界保健機関（WHO）で策定された国際疾病分類（International Classification of Disease, ICD）の第10版となるICD-10基準です。なお、2019年にWHOで採択されたこの新版であるICD-11（2022年発効）においては、Gambling disorder（ギャンブル障害）が、こちらを継承して使用される見込みです。

(a) 持続的にくり返される賭博
(b) 貧困になる、家族関係が損なわれる、そして個人的生活が崩壊するなどの不利な社会的結果を招くにもかかわらず、持続し、しばしば増強する。

ICD-11　診断基準（暫定訳）

ギャンブル障害は、ICD-10では、「パーソナリティおよび行動の障害」に分類されていましたが、ICD-11では「物質関連障害および嗜癖(しへき)性障害群」に分類され、以下のように定義されています。

1. 持続的または再発性のギャンブル行動パターンで、以下の特徴を満たす。
   a. ギャンブルのコントロール障害（たとえば、開始、頻度、熱中度、期間、終了など）
   b. ほかの日常生活の関心事や日々の活動よりギャンブルが先に来るほどに、ギャンブルをますます優先
   c. （ギャンブルにより）問題が起きているにもかかわらず、ギャンブルを継続またはさらにエスカレート
2. ギャンブル行動パターンは重症で、個人、家族、社会、教育、職業やほかの重要な機能分野において著しい障害を引き起こしている。
3. ギャンブル行動パターンは持続的かつ反復的で、通常、ギャンブル行動およびほかの症状が12ヵ月続いた場合に診断する。しかし、すべての特徴が存在しかつ重症な場合には、それより短くとも診断可能である。

（久里浜医療センター訳）

治療をスタートさせる

ギャンブル障害と診断されたら治療のスタートです。現在、ギャンブル障害治療のために承認された薬物はありません。認知行動療法や生活習慣、生活環境の改善などが治療の中心になります。本人が医療機関に通い、診察や治療を受け、そこで理解したことを日常生活にも取り入れてギャンブルに振り回されていた生活を少しずつ改善していきます。

認知行動療法は本書で紹介する標準的治療プログラムSTEP-G（第3章）のもとになる治療法で、ギャンブル依存の人が抱きがちな偏った認知（135ページ）に気付き、修正していくことで、ギャンブルをしなくても済ませることができるようになる治療法です。

通常は、週に1度程度の通院から治療を始めます。毎週定期的な通院が望まれますが、忙しくて難しいという人もいるでしょう。借金返済のために仕事がある人ももちろんいるでしょう。きちんと働いて収入を得て返済することで自信や自尊心を取り戻すこともできますので、医療機関に相談し調整しながら、できるだけ間をあけずに通うようにしましょう。

認知行動療法のプログラムでは、数人ずつのグループセッションを6回に分けて行います。課題に取り組んだり、考えを話し合ったりすることで、ギャンブルをしたい衝動にかられたときでもギャンブルに走らずに済むような対処スキルが徐々に身についてきます。

プログラムの終了後は2週間に1度など期間を少しずつ伸ばしながら、ギャンブルから離れた生活を維持できるようにフォローアップを行っていきます。

第3章

標準的治療
プログラムの使い方

施設等で標準的治療プログラムを運営していく手順、注意点を、久里浜医療センターでの実施経験に基づいて紹介します。

標準的治療プログラムの準備

依存症集団療法の保険適用について

先述したように、2020年4月の診療報酬改定では、ギャンブル障害の治療としては初めて集団療法を評価した点数が設定されました。本書はその実施手順について解説することが主テーマとなっています。

従来、診療報酬の「依存症集団療法」の対象疾患は薬物依存のみでしたが、このギャンブル障害への保険適応により「標準的治療プログラム」に沿った治療を行い、所定の施設基準を満たした依存症専門医療機関ではギャンブル障害についても算定が可能となりました。

これにより標準的治療プログラムの普及が促進され、全国で均質の治療が実施されるようになるとともに、医療機関不足の解消につながることが期待されます。

標準的治療プログラムの概要

標準的治療プログラム（STEP-G）は、主にグループを対象として6回のセッションで行います。標準的治療プログラム用のテキスト（次ページ写真　以下テキスト）があります。ご利用ください。

テキストは用意しておき、参加者に一部ずつ渡します。テキストは6回分の内容が収載され、1回ずつ読み合わせ、課題に取り組むことでセッションに必要な知識や気づきを得ることができるように構成されています。治療者（以下スタッフ）が進行役となって、1回につき1〜2時間程度で取り組めるように進めていきます。毎回セッションの最後にホームワークを出します。参加者は各自持ち帰って、次回までに記入してきます。

2回目以降のセッションでは、開始時にホームワークについて尋ねます。その際に書いてこなかったり、テキストを持ってくるのを忘れたという場合は、予備を渡してセッションの間に書いてもらうなどし、なるべく支障なく参加できるようにフォローします。

事前の準備

準備として重要なのは、会場を用意することや、参加者の予約管理でしょう。会場は、参加者とスタッフ全員が落ちついて話し合うことのできるスペースを確保します。

出された意見を書き留めたり、テーマを掲示したりするためにホワイトボードがあると便利です。

スタッフは参加者についてよく確認しておき、カルテ情報などを整理しておくとよいでしょう。とくに参加者がどのようなモチベーションで参加しているかを、大まかにでも把握しておくと運営がしやすくなります。

そのほか、貸し出し用の筆記用具や予備の教材などを用意し、参加者の忘れ物による支障を最小限にできるよう備えておきます。

準備しておくと便利なもの

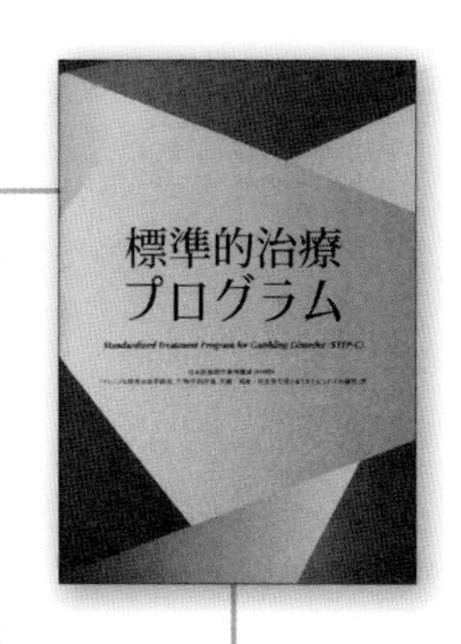

- テキスト（久里浜医療センターのホームページからデータをダウンロードすることもできます。）
- ホワイトボード
- 貸し出し用の筆記用具など
- フラッシュカード用の用紙（書き留めた考えや知識をいつでも見返すためのカード）。第１回、第３回では名刺サイズの用紙を参加者ごとに数枚ずつ配布します。

スタッフがあらかじめ行っておくとよいこと

- 依存について基本的な知識を身につける
- 会場の確保
- 参加者の把握（個別のモチベーションなど）

セッションのメンバー

6回のセッションを通じて同じメンバーだと、回を重ねるごとに参加者どうしが顔見知りになって打ち解けやすくなったり、安心できるなどメリットもありますが、参加メンバーに変化があってもセッション自体には支障はありません。

患者グループは通常5名ほどが運営しやすいでしょう。人数が多すぎると個々の発言機会が減ってしまいます。少なすぎると、発言に消極的な参加者だけという場合に活発な意見交換が行われにくい心配があります。

患者に対して、治療者は2名以上いることが望ましく、1人が発言者に注意を向けている間に、もう1名がホワイトボードに書いたり、細々したことをフォローしたりできます。1名でも進行に支障がなければ行うことができます。

年齢や性別でグループを分ける必要はありませんが、ギャンブル障害の患者は男性9に対して女性が1のように男性の比率が高いので、参加者も男性が多くなりがちです。女性が1人で抵抗感があるようであれば、ほかの女性参加者と組み合わせるなどの配慮も有効かもしれません。

セッションの頻度

各セッションの間隔は、1〜2週間に一度程度が望ましいですが、仕事など事情があって難しいという参加者もいるでしょう。参加し続けられるように配慮しつつ、なるべく月に1度以上の参加を促しましょう。

結果的に間があいてしまった場合は、間があいても参加できることを伝えます。その際、患者の知識の定着度やモチベーションなどを見て、何回目のセッションに参加するべきか判断します。

場合によっては、すでに参加したセッションにもう一度参加したほうがよい場合もあるでしょう。

家族は

基本的には参加者本人に任せます。セッションの内容や参加態度を確認したくなりますが、治療とつながった以上、治療への取り組みは参加者本人に任せた方がよいでしょう。

チェックイン時にすること

参加者がそろったら、本プログラムを開始する旨を伝え、

- **互いの意見は尊重する**
- **ここで聞いたプライベートなことは他所では話さない（秘密を守る）**

などのルールを確認していきます。

その後、参加者どうしで簡単な自己紹介をしてもらいます（匿名でも可能です。実名を使用するかどうかは本人に任せます）。

「今回のプログラムに参加するまでの経過、現在までのギャンブルの過程を話してください。現在のギャンブルの状態などでもかまいません」などと声をかけ、スタッフ側も名前や職種などを伝えます（なお、拍手などについては、初めと終わり程度にします。拍手をするかなど雰囲気作りについては進行するスタッフ側の判断でけっこうです）。

では、テキストに沿って実際のセッションの運営方法を見ていきましょう。久里浜医療センターで行われている例をもとに、注意すべき点、円滑な運営方法などをご紹介します。

なお、テキストに書かれている内容は、部分的に変更となる場合があります。

第1回

あなたにとってのギャンブルとは？

このセッションの目的

今の自分の状態を確認する。

ほかの患者の存在を知る。

依存について基礎知識を身につける。

準備

課題 10 対処方法の例（フラッシュカード）に使用するため、名刺サイズの用紙を参加者あたり2枚ずつ用意する。

1 セッションのはじめに

参加者への説明
「本日のセッションの概要を説明します。テキストを読み合わせ、その内容を解説します。課題に取り組みながらスキルを学びます。」

第1回 あなたにとってのギャンブルとは？

1 セッションのはじめに

初回であるこのセッションでは、ギャンブル障害がどのようなものなのかを知って、これまでギャンブルがあなたの生活にどのように影響を及ぼしてきたかについて振り返ってみましょう。そのまえに、あなたがこれからどうなりたいか、ギャンブルの問題をどうしたいかについて考えてみます。

いま、あなたは自分のギャンブルをどうしたいと思っているでしょうか。治療を続ける中で、目標が明確であれば、改善していく可能性が高まります。あなたの目標をできるだけ具体的に書いてください。

わたしは、..............................

....

....

....

あなたが、上記目標を立て、自身のギャンブル行為を変えたいと思っているその理由を重要な順に3つ挙げてみてください。

❶ ....
❷ ....
❸ ....

1

ポイント

- 本人の理解を確認しつつ、各自理解が深まるように適宜質問する
- テキストと同じような経験があったか聞いてみる
- 日常生活で実践できそうなことを聞いてみる
- 前向きに変わろうとする姿勢や発言は、丁寧に取り上げ支持する
- 自分自身で目標を立てる事を重視し、前思案期～思案期の対象者には無理強いはしない
- 人間関係、仕事、体調など、生活に基づいた身近な目標設定や理由を促す

2 目標達成への自己動機づけ

2 目標達成への自己動機づけ

いま現在、あなたがさきほど記入した目標を達成することへの、準備と自信はどの程度でしょうか？　0 点から 100 点で点数をつけるとしたら、何点くらいでしょうか？

下の線上の当てはまるところに○をつけてください。

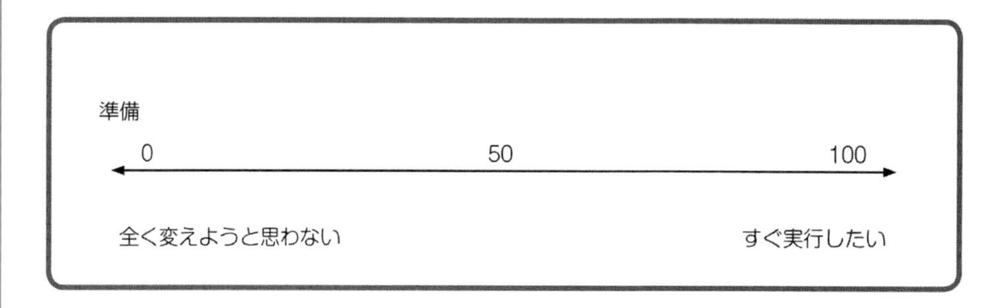

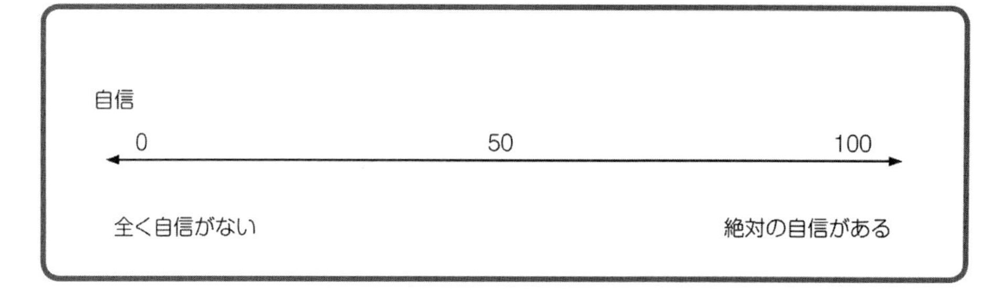

- 「準備」や「自信」の数値を上げようとはせず、対象者が記した数値の理由や背景を共有する
- 内面的な洞察も促す一方で、それと関連した現在の対処法などを含めた行動面の振り返りも促す

3 ギャンブル障害とは

3 ギャンブル障害とは

あなたはいま、ご自身についてどのように考えていますか。
「ギャンブルがやめられないなんて自分はだめな人間だ」
「自分は意志の弱い人間だから、ギャンブルがやめられない」
と嘆きたくなるような気持ちであったり、落ち込んでいたりするかもしれません。
しかし、ギャンブル障害は意志の問題や性格の問題ではありません。ギャンブル障害が起こるメカニズムについて知りましょう。

病気を認めさせせることに主眼を置くのではなく、あくまでも「脳が機能障害を起こしていること」を伝える

ポイント

テキストにはギャンブル依存について読んで学ぶページが多くある。スタッフが音読をしたり、参加者に輪読をしてもらうとよい

ギャンブル障害のメカニズム

4 ギャンブル障害のメカニズム

ギャンブルをなかなかやめられない、しばらくやめていても久しぶりにするとやめられなくなる。これは、脳内の機能異常が原因と考えられています。脳内には、「脳内報酬系（のうないほうしゅうけい）」と呼ばれる部位があります。私たちが感じる、気持ちよさ、ワクワク感、多幸感などは、この部位が働いて生まれます。ギャンブルも、やり始めの頃の大儲けした経験に強く反応して、ドーパミンという快楽物質が大量に作られ、放出されます。

しかし、ギャンブルをやり続けて依存状態になるにつれて、この部位は快楽に鈍感になり、ギャンブルに勝ってもだんだん反応しなくなります。こうなると、ギャンブルだけでなく、今まで楽しかった他のことにも興味を失っていきます。

一方、依存状態になると、ギャンブルを連想させる何か（例えば、パチンコの台）を見たり、聞いたりすると、その時だけ脳の一部が強く反応し、「ギャンブルをしたい」という強い欲求に襲（おそ）われます。

この欲求を満たすためにギャンブルをしても、ドーパミンが放出されないために、この欲求は十分に満たされません。その結果、ギャンブルの回数を増やす、賭ける金額を増やすなどして、ますますギャンブルがエスカレートしていくわけです。

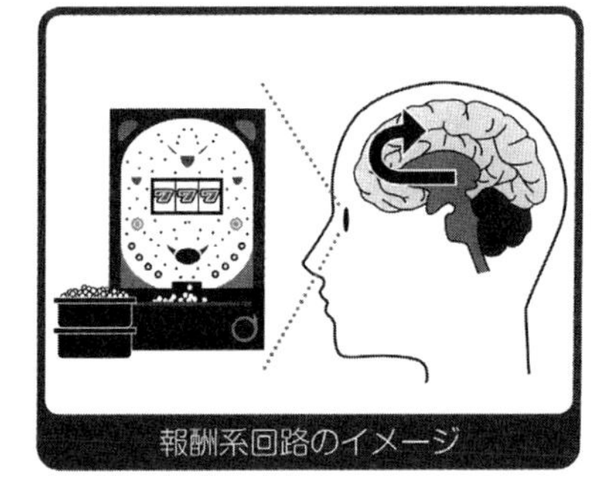
報酬系回路のイメージ

さて、このような脳の機能は元の健康な状態に戻るのでしょうか。研究によると、ギャン

ポイント

報酬系のしくみの説明に加え、『借金や負けを取り戻したいという考えが影響することも多い』などと補足してもよい

5 ギャンブル障害の特徴

ブルを断つと、時間はかかるものの、元の状態にゆっくりと戻っていくとのことです。しかし、ギャンブルを続けると、ますます悪くなっていきます。

5 ギャンブル障害の特徴

まず、自分の状況についてチェックしてみましょう。

☑ ギャンブル障害のチェックリスト

- □ より強いスリルを求めて、賭け金を増やしたいと思う
- □ ギャンブルに行けないことでイライラしたり、怒りっぽくなることがある
- □ ギャンブルを減らそう、やめようと努力してみたが、結局ダメだった
- □ 自由なお金があると、まず第一にギャンブルのことが頭に浮かぶ
- □ 不安や憂(ゆう)うつな時に、よりギャンブルをしたいと思う
- □ ギャンブルに負けた分を取り返そうとして別の日にギャンブルをする
- □ 家族に嘘を言って、ギャンブルをすることがしばしばある
- □ ギャンブルをすることで、人間関係、仕事、学業に支障を来した
- □ ギャンブルをするために、借金したことがある

いかがでしたでしょうか？　過去12ヵ月間で上の4個以上に該当する場合は、ギャンブル障害である可能性が高いと考えられます。

両価性（相反する心情が同時に存在すること）に着目し、○△×でつけてもらい、△である場合は○と×のどちら寄りか考えてもらう

ポイント

ここでは参加者に主に『現在の自分』について考えてもらう。それとともに、考察を深めるため『ギャンブルにもっともはまっていた時期』についても同様にチェックし、比較・共有してもよい

6 深追い・借金・嘘

6 深追い・借金・嘘

このように、ギャンブル障害になると、「失った金を深追いする」傾向が強まり、負けた分を取り返すために、一発逆転を狙った危険性の高い賭け方をするようになります。そのため、返済不能な借金を作るようになり、発覚を恐れて、事実を隠し続けるための嘘をつくようになります。金銭を扱う仕事をしている人などでは、会社の金を使い込むなど横領事件を起こす可能性が高まります。

4

ポイント

参加者への説明
「深追い・借金・嘘の3項目は、ギャンブル障害の3大特徴であると同時に、スリップや再発を招いてしまう主要因でもあります。」

7 自殺など

7 自殺など

さらに、家族関係の悪化や罪悪感から抑(よく)うつ気分が強まり、自殺したいという願望が高まり、実際に自殺してしまう可能性もあります。ギャンブル障害の治療を受けている半数の人が死にたくなったことがあり、約17%に実際に自殺をしようとしたことがあるとする報告があります。このように、ギャンブル問題の影響は、人間関係、精神的な問題、経済的問題、そして司法的な問題など多岐(たき)にわたります。万が一、この治療中にも自殺したい気持ちが強まるようでしたら、すぐに治療者にお知らせ下さい。

それでは次に、今までのギャンブルと自分自身との関係について振り返ってみましょう。

補足説明の例
「お金に関する問題は、ギャンブル障害以外の人にとっても「ストレスにつながる問題」として上位に挙げられる項目です。」

8 ギャンブルが自分に与えてきた影響を振り返る

8 ギャンブルが自分に与えてきた影響を振り返る

ギャンブルは、記憶のトリックを利用して人をのめり込ませます。しばしば、ギャンブルで勝った記憶は、負けた記憶よりも強く残ります。私たちは、一般的に、マイナスの結果を過小評価し、それを忘れることが得意です。人生での失敗や辛い経験の全てを覚えておかなければならないとすると、私たちは、効率的に生活を送ることができなくなるかもしれません。

そのため、勝った記憶を思い出す方が簡単なのです。大きな目でみれば、損失をしていることは百も承知であっても、ギャンブルで頭がいっぱいの時に、このことを思い出すことが難しいことが問題なのです。ギャンブルに関連した情報は、あなたに勝った記憶やギャンブルをしたいという気持ちを活性化してしまいます。そこで、ギャンブルがあなたにもたらす負の結果について思い出すための工夫を実践しましょう。メリットとデメリットのバランスシートは、あなたのギャンブルに対する思考や記憶を検討するために役に立つでしょう。次の文章を読みながら、シートを埋めてみましょう。

❶「ギャンブルをする」メリット

あなたがギャンブルをしていた時のことを思い返してみましょう。ギャンブルをしている時、何を得ましたか？　どのように感じましたか？　勝った時の気持ちはどうでしたか？　ギャンブルをしようと思ったときにはどのような気持ちでしたか？　ギャンブルをする目的はどういうものでしたか？

❷「ギャンブルをする」デメリット

ギャンブルのデメリットについては、ギャンブルの結果の全てに関して広く考えてみる必要があります。すなわち、金銭面、家族を含めた人間関係、職業や学業、気分や感情、法的問題など、できるだけ広範囲の領域における影響を検討してみて下さい。ギャンブルが、あなたの生活にどのような障害をもたらしましたか？　あなたの人生にどのような影響を与えましたか？　あなたの周囲の人にどのような影響を与えましたか？　もし、全くギャンブルをしていなかったら、どのような生活を送っていましたか？

❸「ギャンブルをしない」メリット

ギャンブルをしないことで見えてくる、目の前にある当たり前の幸せにはどんなことがあるでしょうか？　あるいは、ギャンブルにのめりこむ前に、あなたにとって価値のあったことはどんなことだったでしょうか？

❹「ギャンブルをしない」デメリット

ギャンブルをしない生活で感じる、退屈なことや不自由を感じることはどんなことがあるでしょうか？ ギャンブルが中心の生活と比べて、どんなときに物足りなさを感じることがあるでしょうか？

9 ワーク　～メリットとデメリットのバランスシート～

参加者が少なかったり、参加者が何を書いてよいのか想像しにくそうな場合は、「以下のような回答が挙がることが多いですよ」などと伝える

9　ワーク　～メリットとデメリットのバランスシ

下のシートを埋めてみましょう。

それぞれの後ろに、短期的（○）、長期的（□）、どちらとも言い難い（△）をつけてみましょう。

❶「ギャンブルをする」メリット	❷「ギャンブルをする」デメリット
❸「ギャンブルをしない」メリット	❹「ギャンブルをしない」デメリット

①の例
ストレス発散
お金が増える可能性がある
一人になる時間が持てる
職場での話題
時間つぶし
当たったときの興奮　など

②の例
家族に対して嘘をつく
申し訳なさ
たいてい負ける
お金が減る
信頼を損ねる　など

③の例
お金は減らない・貯められる
家族の信頼を取り戻していく
時間が持てる　など

④の例
ストレス発散法がなくなる
暇な時間ができ時間を持てあましてしまう
借金が返せない
家族で顔を合わせる時間が増えてどうしてよいか迷う　など

ギャンブルに没頭している時は、①**「ギャンブルをする」メリット**が当たり前になっていることでしょう。そして、ギャンブル問題をなんとかしないといけないと感じ始めている時は、②**「ギャンブルをする」デメリット**を意識していることでしょう。しばらくギャンブルをしない生活が続き始めると、③**「ギャンブルをしない」メリット**を感じていることでしょう。さらにギャンブルをしない生活が続くと、④**「ギャンブルをしない」デメリット**が頭をもたげてくるかもしれません。止め続けるためには、②**「ギャンブルをする」デメリット**と、③**「ギャンブルをしない」メリット**への意識づけが大切です。一方で、①**「ギャンブルをする」メリット**と、④**「ギャンブルをしない」デメリット**に足元をすくわれないように気をつけておくことも忘れてはなりません。

ギャンブル障害の症状である「ギャンブルをしてしまうこと」に対して、私たちは**デメリット**だけでなく、**メリット**も感じてしまいます。そして、これは人間の習性ですが、**いくら「ギャンブルをする」メリット**が**短期的**で、**「ギャンブルをする」デメリット**が**長期的**であったとしても、私たちはどちらかというと**短期的**な**メリット**を求めてしまいがちです。

参加者への説明
「①、④は短期的（○）、②、③は長期的（□）に該当することが多い」

10 ホームワーク

フラッシュカード
名刺サイズの用紙を配布する

10 ホームワーク

❶バランスシートを完成させましょう。

❷ギャンブル行動を思いとどまらせるために役立てることを目的として、お配りする名刺サイズのカードに、「ギャンブルをする」デメリットと、「ギャンブルをしない」メリットを書いて財布などに入れておきましょう。

❸次回までに、1週間の活動記録をつけてみましょう。1週間の生活のリズムを見てみることで、暇な時間、空いている時間、ギャンブルの再発の危険が高い時間などを振り返る材料になります。

　また、毎日の生活の中で「ギャンブルをやりたい！」と思った時間にしるしをつけて、どのような状況でどんな考えが頭に浮かんできたのかをメモしてみましょう。これから対処法を考えていく際の参考になります。

第1回実施日からの直後の1週間（第1回実施日含む）を指す

引き金と対処法について少し触れておき、そうすることでアイテムを使うタイミングや、なぜそうした行動に着目するかを理解してもらう

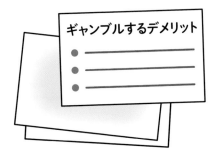

フラッシュカード

活動記録表

	例	月　日	月　日	月　日	月　日	月　日	月　日	月　日
6：00	起床							
7：00	朝食・出勤							
8：00	↑仕事							
9：00								
10：00								
11：00								
12：00								
13：00								
14：00								
15：00								
16：00								
17：00	↓							
18：00	帰宅							
19：00	夕食							
20：00	↑テレビ							
21：00	↓							
22：00	入浴							
23：00	就床							
24：00	↑							
1：00	睡眠							
2：00								
3：00								
4：00								
5：00	↓							

お疲れ様でした。

次回は、ギャンブルをしたい気持ちにさせる「引き金」について勉強します。

9

第1回のチェック・アウト

参加者から、今回のセッションに参加しての感想をひと言ずつ話してもらう（スタッフ側は、この時の意見は膨らませたりしなくてよい）。テキストは毎回持ち帰ってもらい、次回持ってくるように伝える（参加者がテキストを忘れてしまうこともあるので、予備を準備しておくとよい）

コラム① 借金問題の相談

コラム❶　借金問題の相談

ギャンブル障害の多くの方は、借金問題も抱えています。銀行ローンや消費者金融から借金をすると、返済のためにさらにギャンブルにのめり込み、借金額を増やしてしまう傾向がみられます。借金問題を早急に解決しようと焦ってしまうかもしれませんが、まずはギャンブル障害の治療を優先させることが大切です。借金問題は、治療と併行して、あるいは治療後に専門家と相談して解決していきましょう。一例として以下の相談機関を紹介します。

家族による借金問題への対処については本書145ページでも紹介しています

●日本司法支援センター　法テラス

電話・メール相談は無料で行うことができ、相談内容に応じた法制度を紹介し、専門的に相談できる関係機関を提案してくれます。

http://www.houterasu.or.jp/

☎ 0570-078374（法テラス・サポートダイヤル）

●消費者ホットライン　「188（いやや！）」（局番なし）

全国共通の電話番号です。最寄りの消費生活相談窓口を案内してくれます。

http://www.caa.go.jp/region/shohisha_hotline.html

☎ 188

●多重債務者向け無料相談窓口

各地方の財務局内に問い合わせいただきご相談ができます。

http://www.fsa.go.jp/soudan/index.html

第2回

ギャンブルの「引き金」について

このセッションの目的

引き金の存在に気付く。

引き金を遠ざける方法について考える。

チェックイン時に

参加者の出席を確認したら、プログラム開始を伝えながら、参加者の体調チェックを簡単に行います。「体調が悪い方はいませんか？」などと声をかけます。

そのうえで、

- 互いの意見は尊重する
- ここで聞いたプライベートなことは他所では話さない（秘密を守る）

などのルールを確認していきます。

ポイント

参加者への説明

「「引き金」という言葉は、ギャンブル時の「きっかけ」「タイミング」「自分の状態」などと言い換えるとイメージしやすいかもしれません。」

1 セッションのはじめに

開始後すぐに、前回のホームワークの確認を行い、発表を順次行ってもらう（宿題を忘れている人がいたら、他の人の発表を聞きつつ、その合間に考えてもらう。その場では難しそうなら次回への課題に、と伝えて終了する）

第２回 ギャンブルの「引き金」について

1 セッションのはじめに

前回のホームワークはいかがだったでしょうか？ 確認していきましょう。

今回は第２回目のセッション、ギャンブルの「引き金」について取り組んでいきます。ギャンブルの引き金にはどんなものがあるのか、プログラムを通して学んでいきましょう。

ポイント

ひとりひとりの理解度を確認しながら、各自理解が深まるように適宜質問する。

質問の例

- テキストと同じような経験があったか
- 日常生活で実践できそうなことはなにか

前向きに変わろうとする姿勢や発言は、丁寧に取り上げ支持する。

- 本日のセッションの概要を説明する
- テキストを読み合わせ、その内容を解説する
- 課題に取り組む
- スキルを学ぶ

2 危険な状況への対処方法を検討する（引き金と行動）

2 危険な状況への対処方法を検討する（引き金と行動）

ねらい＝引き金の特定と具体的対処を学ぶ

ギャンブルから距離をおくには、ギャンブルを想起（そうき）させるような、あるいはギャンブルをしたくなるような引き金を自覚し、それらになるべく触れないようにすることが大切です。

引き金とは、ギャンブルへの渇望（かつぼう）（ギャンブル衝動（しょうどう））を引き起こす、人・場所・物・気分・時間などを言います。たとえば、ある人が毎月給料日に、仕事の後、コンビニのATMでお金を引き出して、パチンコ屋に行ったとします。このような場合、この人の引き金は、次のようなものでしょう。

いったん依存が形成されたあなたの脳は、引き金とギャンブルをすぐに結びつけてしまいます。「引き金があり、ギャンブルをする」ということを何度も繰り返すと、たった一つの引き金によって、あなたはギャンブルへとかりたてられてしまうようになるのです。

車の運転のように多くの行動は、最初のうちは**意識して**行いますが、慣れてくると**無意識に**行います。現在のギャンブル行動はどうでしょうか？ **無意識に**行っていませんか？その行動を改善するには、もう一度**意識して**プロセスを整理していくことが必要になります。

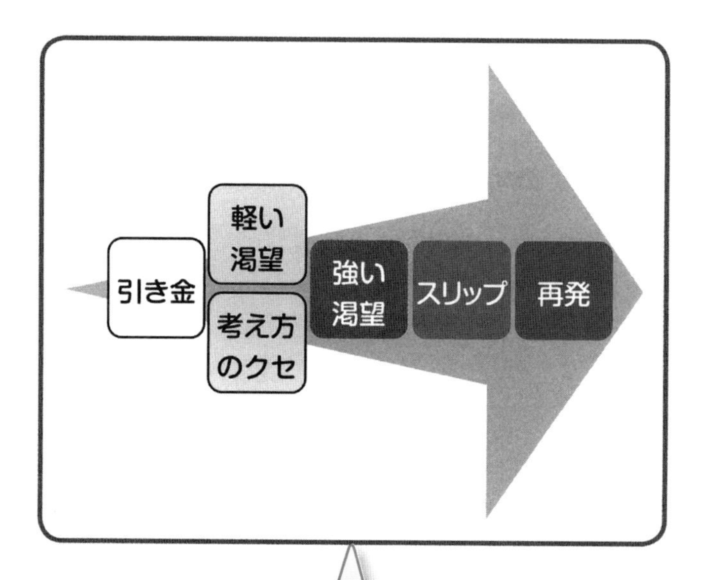

- この図はギャンブルをやめようとした際に、スリップ・再発に至る流れを示したものであることを説明する
- 参加者から「習慣的にギャンブルをしていたので、引き金はない」といった意見が出ることがある。習慣的に行っていたという認識は支持しつつ、今後のスリップや再発の予防に向けた取り組みなので、かつての状況・環境・心情などを振り返ってみるよう促す

❸ ワーク　～危険な状況リスト～

3　ワーク　～危険な状況リスト～

以前あなたがギャンブルをやりたくなった時のことを思い浮かべてください。あなたがついギャンブルを始めてしまう状況のパターンをみつけましょう。

リストの中から、あなたがついギャンブルをやりたくなってしまう状況をチェックしましょう。他にあれば自由に書いてください。

人	□ 友人 □ ギャンブル仲間 □ □ □
場所	□ コンビニ □ パチンコ店の前を通ったとき □ 宝くじ売り場の前を通ったとき □ 歩いていて場外馬券売り場に気づいたとき □ □ □
物	□ 電車でギャンブルの中吊り広告をみたとき □ スポーツ新聞を読んだとき □ パチンコ屋の看板や広告 □ 雑誌 □ お金 □ 馬券 □ 新聞 □ □ □

- これまでの人生で、当てはまったものはすべて✓をつけてもらう
- ✓をつけた中で、関わりの深い（ありがちな）引き金について、上位3位などとしてあげてもらう（よりリスクのある引き金を特定する）
- 「お金」が選択されている場合は、その詳細を尋ねるようにする
  例：手元にお金がある状況を指しているのか、お金を増やしたい心境や状況なのか、借金関係なのか、など
- 思考や感情で、本人の振り返りが困難なときは、大きく分けると、「プラスな感情」か「マイナスな感情」どちらが引き金になるかを共有するのでもよい

時間	□ 給料日の前、給料日、給料日の後 □ 仕事帰り □ 休日の前夜、休日、週末 □ お祝いなどの特別な日 □ □ □
状況	□ 1人で家にいるとき □ 友達と一緒に家にいるとき □ デートの最中 □ 友人とレースの結果について話すとき □ 競馬や競輪などのテレビ中継 □ テレビCMをみたとき □ 新聞の株価欄を目にしたとき □ テレビやラジオで勝敗の結果を聞いたとき □ 借金の返済に迫られたとき □ お酒を飲んでいるとき □ 運転中 □ 携帯電話をいじっているとき □ 暇なとき、退屈なとき □ 家族と言い争いをしたとき □ 友人や上司に批判をされたとき □ 何か一つのことを成し遂げたとき □ 無視されたとき □ □ □

お金に関する項目がチェックされることが多い。
- 不足を取り返したい
- お金があまりないので増やしたい
- 手元にお金があるとギャンブルに走ってしまう　など

ここでこれらの点を共有しておくことで、次項にも取り組みやすくなる。

思考	□ 余暇を楽しみたいとき □ 暑いとき、寒いとき □ 体が疲れたとき、体調が悪いとき □ □ □
感情	□ 怖いとき □ 怒っているとき □ 嬉しいとき □ 気分が高揚しているとき □ 心配事があるとき □ 寂しいとき □ 憂うつな気分のとき □ 何か失敗して後悔しているとき □ イライラしているとき □ わくわくするとき □ 欲求不満のとき □ 罪悪感 □ 幸せなとき □ 不安なとき □ やきもち □ プレッシャーがあるとき □ 悲しいとき □ リラックスしたとき □ □ □

お金へのアクセスを制限する

4　お金へのアクセスを制限する

最後に、今日からすぐにできそうなことを考えてみましょう。お金が手元にあると、ギャンブルをしたくなる人が大多数のようです。そのため、お金をどのように管理するかが、実際にギャンブルを止め続けるために非常に重要です。具体的には、その日に必要な金額だけを持ち歩くようにしましょう。「もしもの時のためのお金がないと心配」と考える人がいますが、実際には、「緊急用」と言われるようなお金が必要となることは滅多(めった)にありません。お金を持たなくても、生活できることにすぐ気がつくはずです。このような試(こころ)みは、あなたに不便を感じさせるかもしれません。しかし、新しい行動や生活の仕方が習慣になり普通なことと感じられるまでの期間は、不快に感じるものなのです。この不快感は、あなたが習慣化したギャンブル行動を変えようとしているサインそのものなのです。

お金へのアクセスを制限するための方法で、実践できそうなものにチェックしてみましょう。

- □ クレジットカードを解約する、あるいは、家族に渡す
- □ 銀行カードを解約する、あるいは、家族に渡す
- □ 給与の管理をあなたの家族やパートナーに任せる
- □ その日必要なお金だけを持ち歩く
- □ 1週間に引き落としができるお金の金額を制限する
- □ 家族や友人に、金銭を自分に貸さないように事前にお願いする
- □ お金を扱う仕事を避ける
- □ 予期しない臨時収入があった場合のお金の扱いについて計画しておく

その他の方法があれば下記に記載しましょう

両価性に着目し、○△×をつけてもらい、△の場合は○か×のどちら寄りか考えてもらう

16

ポイント

- 金銭管理はスリップや再発の予防として重要。しかし、管理方法については、各家庭の事情、本人のモチベーションや負担感にも配慮が必要である
- 自身で行いやすい方法としてネット上の投票口座を削除したり、第三者(公的機関)に管理を依頼する方法があることなどを補足説明してもよい　参加者からそのような話題や情報が提供されると共有しやすい

5 スリップと再発について

5 スリップと再発について

ギャンブル問題の苦しみから抜け出すために、まず今日１日ギャンブルをせずにいましょう。それができたら、明日もギャンブルをせずにいましょう。ギャンブル問題に取り組むということは、こうやって１日、１ヵ月、１年、それ以上の期間を過ごしていくことなのです。しかし、この間にもギャンブルを再びしてしまう可能性は十分にあります。もちろん１回もギャンブルをしないで治療を続けることが理想です。しかし１回でもギャンブルをしてしまったら、あなたの取り組みは失敗ということになるのでしょうか。決してそんなことはありません。

このセッションの最後に、**スリップ**と**再発**（さいはつ）の違いを知っていただきたいと思います。**スリップ**とは『しばらくやめていたのにギャンブルを「ついつい」、「ちょっとした軽い気持ち」で１回やってしまうこと』です。**再発**（さいはつ）とはこのセッションであなたが明らかにした『ギャンブルに対する問題が元のひどい状態に戻ること』です。

スリップをしてしまったら、とにかく避けてほしいのが、深追い、借金、嘘です。あっという間に再発（さいはつ）に陥（おちい）ってしまいます。スリップした自分に気づくのは辛いことですが、ショックを受けて再発（さいはつ）に陥（おちい）るのではなく、問題が小さいうちにこのプログラムのなかで相談したり、ご家族に助けを求めたりしましょう。

スリップと再発（ラプス、リプラスとも）の違いを理解することは重要で、残念ながらどんな人にもスリップの可能性はあり、大目的は再発を避けることと伝える

6 ホームワーク

第2回実施日からの直後の2週間（第2回実施日含む）を指す。

6 ホームワーク

この２週間、経験したギャンブルの引き金をリストアップしてみましょう。その中で、特に影響の大きな引き金はどのようなものだったでしょうか？ いくつかあげてみましょう。

また、その時の考えや感情を思い出して書いてみましょう。

例：休日の暇な時、前はギャンブルに行っていたとふと思い出した。
　　前に勝った時の事を思い出して、少し心がざわついた。

- 過去の経験者の例を挙げてみる
  例：SNS、YouTube、ゲームセンターのパチスロ、銀行ATM、新台が入る情報など
- とくに回答がなければ、無理に掘り下げず、次へ進む
- 引き金について話し合うなかで、渇望や欲求が増加する事態も想像される。増加していないか確認し、増加した時は第1回で作成したメリット・デメリットのフラッシュカードを見るように勧める

チェック・アウト

第2回の内容は、主に引き金をテーマに扱ったので「ギャンブルをやりたい気持ち」が出てきたり強まったりしていないか参加者に確認する。そのような場合は、作成したフラッシュカードを見直すことや、第1回の内容の振り返りを促す。

最後に、本日の内容の感想をひと言ずつ話してもらう（スタッフ側は、この時の意見は膨らませたりしなくてよい）

お疲れ様でした。次回は、「引き金への対処とギャンブルへの渇望（かつぼう）」について勉強します。

18

コラム② 自助グループとは

コラム❷ 自助グループとは

自助グループとは、同じ悩みや困難を抱えた人同士がつながり、当事者たちで問題解決をめざす集団のことを言います。専門家の運営に委ねず、あくまで当事者たちが独立して活動をしています。当初はアルコール依存症のグループから始まりました。現在、ギャンブラーズ・アノニマス（GA）が日本全国で広がっています。また､ギャンブル問題の影響を受けた家族･友人のための自助グループにギャマノンというグループがあります。どちらも､匿名で参加するため個人情報は守られます。会費・参加費は無料で、いかなる宗教・宗派・政党・組織・団体にも縛られていないため安心して気軽に参加できます。

1人で悩んでいると辛く感じますが、仲間の話を聞くことで励まされることもあるでしょう。ホームページより自分の通いやすい場所をぜひ探してみて下さい。

● **GA日本インフォメーションセンター**

（ギャンブル依存の当事者のグループ）

http://www.gajapan.jp/

📞 046-240-7279

（毎週第2土曜日・最終週の日曜日 11:00 ～ 15:00）

● **一般社団法人ギャマノン日本サービスオフィス**

（家族や友人のためのグループ）

http://www.gam-anon.jp/

📞 03-6659-4870（毎週月・木曜日 10:00 ～ 12:00）

ポイント

基本的に、自助グループへの参加は促すほうがよいが、実際に参加するかどうかは参加者の意思に任せる

第3回

引き金への対処とギャンブルへの渇望

このセッションの目的

引き金への対処方法を考える。

衝動が高まったときにどうすればよいか、対処する方法をあらかじめ用意しておくとよいことを知る。

チェックイン時に

参加者の出席を確認したら、プログラム開始を伝えながら、参加者の体調チェックを簡単に行います。「体調が悪い方はいませんか？」などと声をかけます。

そのうえで、

- 互いの意見は尊重する
- ここで聞いたプライベートなことは他所では話さない（秘密を守る）

などのルールを確認していきます。

準備

課題 5 対処方法の例（フラッシュカード）に使用するため、名刺サイズの用紙を参加者あたり２枚ずつ用意する。

1 セッションのはじめに

第3回 引き金への対処とギャンブルへの渇望(かつぼう)

1 セッションのはじめに

前回のホームワークはいかがだったでしょうか？　確認していきましょう。

今回は第３回目のセッション、引き金への対処とギャンブルへの渇望(かつぼう)について取り組んでいきます。引き金への対処にはどのような方法があるのか、プログラムを通して学んでいきましょう。

開始後すぐに、前回のホームワークの確認を行い、発表を順次行ってもらう（宿題を忘れている人がいたら、他の人の発表を聞きつつ、その合間に考えてもらう。その場では難しそうなら次回への課題に、と伝えて終了する）

ホームワークについて

この2週間で経験した引き金について共有する。
「なかった」という参加者には、無理には意見を求めず、この2週間の生活状況などを聞く。

- 本日のセッションの概要を説明する
- テキストを読み合わせ、その内容を解説する
- 課題に取り組む
- スキルを学ぶ

ポイント

- 参加者本人の理解を確認しつつ、各自理解が深まるように適宜質問する
- テキストと同じような経験があったか聞いてみる
- 日常生活で実践できそうなことを聞いてみる
- 前向きに変わろうとする姿勢や発言は、丁寧に取り上げ支持する

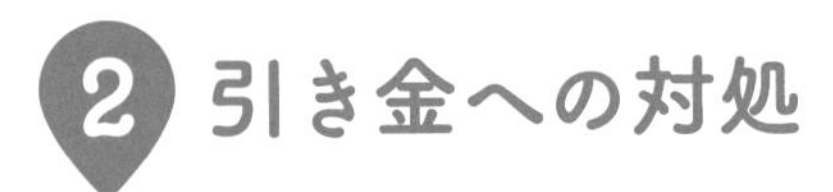

2 引き金への対処

前回、ギャンブルの「引き金」について学びました。ギャンブルをストップさせる最も簡単な方法は、以下のようなものです。

- 引き金を特定する
- できる限り引き金から離れる
- 引き金に別のやり方でうまく対処する

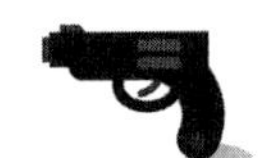

ギャンブルを止めようと決意しても、引き金によって、あなたは強くギャンブルを求めてしまいます。あなたの止めようとする意思は、可能な限りの引き金を避ける、という具体的な行動に表していく必要があります。

知識を実際の行動に移すことを、なんとなくでもよいので、参加者自身にイメージしてもらう

3 ワーク　～ギャンブルが再開しないような対処法を考えましょう～

3 ワーク　～ギャンブルが再開しないような対処法を考えましょう～

ここではあなたの対処法を考えていただきます。前回チェックしたギャンブルの引き金について、うまく乗り越える対処法をあげてみましょう。衝動(しょうどう)をコントロールするうえで一番効果的な方法は、ギャンブルを思い出すきっかけを避けることです。できるだけ具体的な方法を考えてみましょう。

避けられるものを避ける	例）道を変えてみる ギャンブル仲間と会わない 売り場や店舗に行かない
	□ □ □
積極的に環境を変える	例）お金を持ち歩かない 電子マネーを活用する ギャンブルに関連するものを捨てる（チケット、電話番号など）
	□ □ □
新しい対処法を準備する	例）偶然に余分なお金を見つけたら、信頼できる人に預ける 妻と口げんかした後、パチンコ屋のかわりにジムに行く 借金返済に関して、司法書士あるいは弁護士に相談する
	□ □ □

参加者が挙げた対処法について、機会があったらそれらをぜひ「試して」みるように勧める
これまでにしてきた対処法と違う方法を試し、合わなければ別のものを模索していくことが重要であると伝える

4 ギャンブルへの渇望とは

4 ギャンブルへの渇望(かつぼう)とは

ギャンブルへの渇望(かつぼう)（ギャンブル衝動）は、ギャンブル行動パターンの変化に伴って生じる自然な反応です。前回学習した、かつてギャンブル行動の一部であった状況、人、気分に対する反応であることが多いのですが、渇望(かつぼう)は引き金がない場合にも生じることがあります。

渇望(かつぼう)が続くのは数分間にすぎず、1時間以上続くことは滅多(めった)にありません。耐えきれなくなるまで強く、着実に高まるというよりはむしろ、たいてい波のようにピークに達し、それから次第に弱まっていきます。ですから、ギャンブルをすることによって渇望(かつぼう)を取り除く必要は全くないのです。渇望(かつぼう)への対処を学習するにつれて、渇望(かつぼう)の頻度は減少し、弱まってきます。もしギャンブル行動をとることで渇望(かつぼう)に負けてしまうと、渇望(かつぼう)はより頻回(ひんかい)に起こるようになります。

渇望(かつぼう)は、治療初期にはよく生じるものです。それを心にとどめ、渇望(かつぼう)が生じたときにはうまく対処できるよう準備を整えておきましょう。

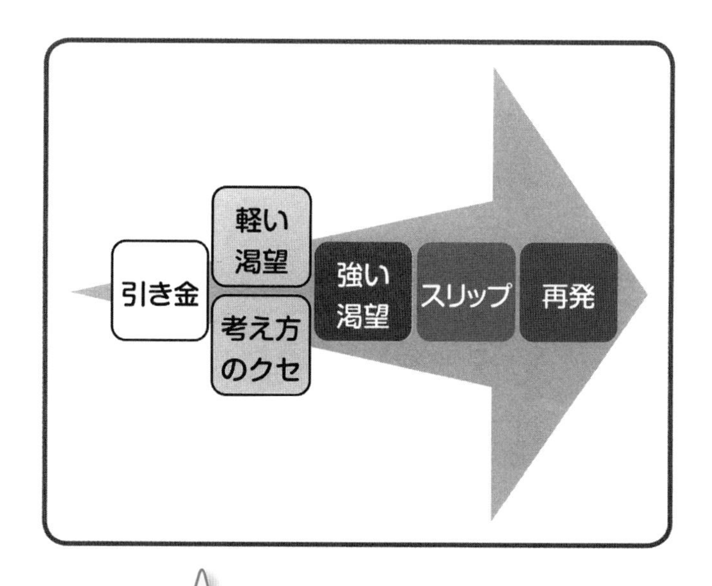

渇望の感じ方は人それぞれであることを伝える
「過去に勝ったときの記憶が強く浮かんでくる人もいれば、気分が高揚する人、お金について切羽詰まったように感じる人など、渇望のあらわれ方はさまざまです。自分自身の渇望のサインをいち早く察知できるようになることで素早く対処し、スリップや再発を防ぐことができます。」などと話す

5 対処方法の例

5 対処方法の例

渇望への対処には様々な技法があります。頭や心の中に、欲求や様々な考え・感情が現れたときどのように対処したらよいかを考えてみましょう。

❶フラッシュカード

渇望が激しいとき、あなたは合理的に判断することが難しくなります。なぜギャンブルをするべきではないか、という理由を考えることができなくなります。そこで、どこでも持ち運べるカードに、そのような言葉を準備しておきましょう。渇望を感じ始めたら、準備していた言葉を読んでみましょう。

- 今、妻とはうまくいっている。この調子でやっていきたい
- もうすでにかなりたくさんのお金を使ってしまった。
ギャンブルを続けても、勝ち続ける保証は全くない
- もうすでに治療への第一歩を踏み出したんだ。後戻りしたくない
- あせらずに一日一日を大切にしよう
- ギャンブルのせいで借金を作ってしまった
- ギャンブルをしないことによって、もう○○円も貯金できた
- ギャンブルをしないことによって、もう○○円も借金を返した

フラッシュカードの例

フラッシュカード
1人あたり2枚程度、名刺サイズの用紙を配布する。1枚の紙の表裏に書いてもよいし、新しい用紙に書いてもよい

❷思考ストップ法

強いギャンブル欲求への一連の流れをストップさせる「思考ストップ法」という方法があります。ギャンブルのことを考え続けると、はじめは小さかった欲求があっという間に大きくふくれあがります。この状態になってしまったら欲求に打ち勝つことは困難です。「考え・気持ち」が起こった時に、この方法で一連の流れをストップさせます。

呼吸法	息を深くすいこんで、ゆっくりと息をはきだす、これを３回続けましょう。だんだんと張り詰めた気持ちがゆるんできます。ただ自分の呼吸に意識を集中してみましょう。
会話法	相談できる身近な人に、電話などで話を聞いてもらいましょう。話を聞いてほしいときに電話ができる人を何人かさがし、前もって頼んでおきましょう。
輪ゴム法	輪ゴムを手首につけて、パチンと弾いて他のことを考えてみましょう。その後、気持ちをきりかえて何か別のことを考えましょう。
スイッチ法	スイッチやレバー、あるいは電気がついた明るい部屋の絵を想像してみましょう。そしてそれらのスイッチを切って、他のことを思い浮かべてみましょう。

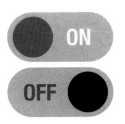

- 「ギャンブルの思考を停止するには、思考ストップ法を行った直後に、ギャンブルとはまったく無関係なものをイメージすることがより効果的である」と伝える
  ギャンブルのことで頭がいっぱいな状況下で、何か別のことを考えようとすることは難しいため、思考ストップ法の直後に想起することを事前に決めておくことがポイント
- 時間の余裕があれば、試しにその場で実践してもらう

❸その他の対処法

- □ 雑誌や本を読む
- □ 自分の周りで起きていることを観察し、それらがどのように変化しているのかを考える
- □ テレビをつける
- □ ラジオや CD などを聞く
- □ 目的をもって外出する
- □ 友人を訪ねる
- □ 手紙や詩を書く
- □ ドライブ、散歩、ランニング、泳ぎに行く
- □ 家事や雑用をする
- □ 詩の朗読やお祈りをする
- □ テレビゲーム、ボードゲーム、パズルといったゲームをする
- □ 映画を観る

ドライブ　テレビ　読書

映画　水泳　ゲーム

25

6 ホームワーク

6 ホームワーク

この２週間、ギャンブルの引き金に対して、どのように対処しましたか？
結果はどうでしたか？

「次回までの2週間」の意

例：よく行っていたパチンコ店の近くを通らないようにする。

ポイント

重要なことは、「再開した」「していない」ではなく、再開しそうなときに「具体的対処をしたかどうか」であることを伝える

お疲れ様でした。次回は、「生活の再建（さいけん）・代替行動（だいたいこうどう）」について勉強します。

26

チェック・アウト
本日の内容の感想をひと言ずつ話してもらう（スタッフ側は、この時の意見は膨らませたりしなくてよい）

第4回

生活の再建・代替行動（ギャンブルの代わりになる活動）

このセッションの目的

ギャンブルにとらわれた状態から抜け出し、生活を立て直した後、どのように暮らしたいか、なにをしたいか考えておく。

ギャンブルをしない代わりに、空いた時間でなにをするか考えておく。

極端な偏りをなくし、バランスよくいろいろなことで時間を使うとよいことを知る。

ギャンブルの代わりにすることは、小さいことを複数用意しておくとよいことを知る。

チェックイン時に

参加者の出席を確認したら、プログラム開始を伝えながら、参加者の体調チェックを簡単に行います。「体調が悪い方はいませんか？」などと声をかけます。

そのうえで、

- 互いの意見は尊重する
- ここで聞いたプライベートなことは他所では話さない（秘密を守る）

などのルールを確認していきます。

1 セッションのはじめに

第４回 生活の再建（さいけん）・代替行動（だいたいこうどう）（ギャンブルの代わりになる活動）

1 セッションのはじめに

前回のホームワークは、いかがだったでしょうか。確認していきましょう。

今回は第４回目のセッションです。このセッションでは、ギャンブルを止めた後の生活の再建（さいけん）や、ギャンブルの代わりになる活動や生活を楽しむことについて考えてみましょう。

開始後すぐに、前回のホームワークの確認を行い、発表を順次行ってもらう（宿題を忘れている人がいたら、他の人の発表を聞きつつ、その合間に考えて書いてもらう。その場では難しそうなら次回への課題に、と伝えて終了する）

開始前の説明

「本日のセッションはギャンブルをやめた後の生活がテーマです。ギャンブルをただがまんするだけでは、潤いのない生活になってしまうのではないでしょうか。今日は一緒にギャンブルの代わりになる活動について考えましょう」

2 目標達成への自己動機づけ

2 目標達成への自己動機づけ

さて、現在、あなたにとって初回に設定した目標を達成することへの、準備と自信はどの程度でしょうか？ 0点から100点で点数をつけるとしたら、何点くらいでしょうか？

下の線上の当てはまるところに○をつけてください。

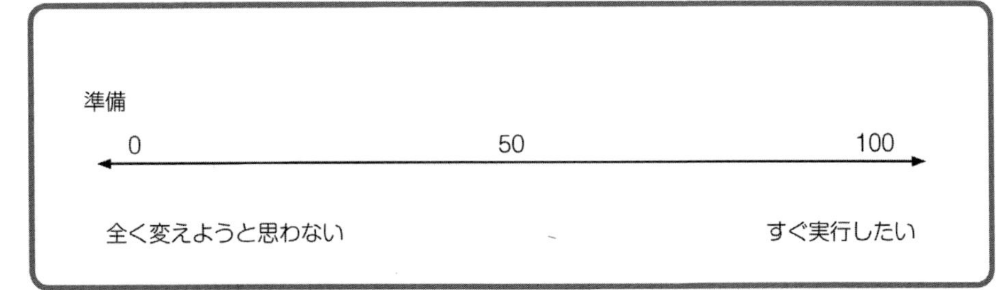

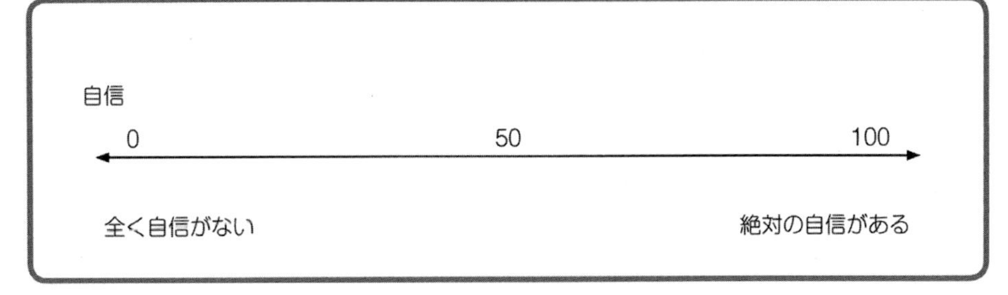

27

- スタッフは「準備」や「自信」の数値を上げようとしない。対象者が記した数値の理由や背景を共有する
- 内面的な洞察も促す一方で、それと関連した現在の対処法などを含めた行動面の振り返りも促す

3 ギャンブルの代わりになる活動

3　ギャンブルの代わりになる活動

ギャンブルに問題を持っている人の多くはギャンブルが唯一の楽しみであり、楽しいかどうか別にしても、ギャンブルをしないと他に何もすることがないとよく言われます。多くの皆さんにとってギャンブルを始めた頃、ギャンブルは生活のほんの一部にすぎなかったはずですが、しだいにギャンブルをしたり、ギャンブルについて考えたりしている時間が長くなると、それまでの趣味や楽しみに使う時間が短くなって、ギャンブルが生活の大部分を占めるようになってしまいます。

ギャンブル障害から回復するには、ギャンブルが中心だった生活を止めて生活を立て直す必要があります。ギャンブルを止めると自由な時間が増えますが、ギャンブルを止めた後に何も用意していないと、生活が退屈になります。そのような退屈な生活は、再びギャンブルに戻る危険性を高めてしまいます。ですから、ギャンブルを止めた後はスケジュールを立てて規則正しい生活を送り、無計画に過ごさないことが大切です。一方、ギャンブルを止めて決まりきった生活を送っていると、そのような生活が息苦しく感じられたり、疲れたりするかもしれません。そのような決まりきった生活の息抜きになるのが、楽しい活動です。楽しい時間が増えれば考え方もポジティブになりますが、楽しみが少ないと孤独やうつになる危険性が高まります。

しかし、長年のギャンブル中心の生活で、何が自分にとって楽しみだったのかよくわからない、と感じられる方もいらっしゃると思います。また、借金を返さなければならないのだから、楽しみのために使う時間もお金もない、という方もいらっしゃるでしょう。しかし、楽しみもなくただ働くだけの生活を送ることは、ギャンブル障害の再発のリスクを高めます。楽しみのある生活を送ることは、そのような状況にならないためにも大切です。

参加者への説明

「ギャンブルをやめた後の退屈な生活を楽しい生活に変えることが大切です。また、借金返済のために楽しむ余裕はないという方もいらっしゃるでしょうが、楽しみもないとストレスがたまって、再ギャンブルのリスクを高めてしまうこともあります。借金返済と両立できる楽しい活動もあるはずです。」

4 行動のバランス

4 行動のバランス

楽しい生活のカギとなるのは、①楽しい活動、②上達できて達成感を味わえる活動、③社会的活動の３つの行動のバランスがとれていることです。楽しい活動は魅力的でリラックスできるものですが、それだけではあなた自身の自分に対する評価を変えることにはつながりません。ギャンブルを止めようとすると、時々自分のことを価値がないなどと少し否定的に見てしまうことがあります。続けている間にだんだん上手になる活動をすることで、かつてギャンブルが与えてくれた達成感を得ることができます。達成感をもてる活動は、あなたが新しい生活を築く上で必要なものです。また、社会的活動は他人に近づく感じがもてて、楽しくてポジティブな感情をもたらします。

ギャンブルのない生活を送るには、ギャンブルをしたり、ギャンブルのことを考えたりしていた時間を他の活動に置き換える必要があります。そのような活動はすべて有意義(ゆういぎ)である必要はなく、時間をかけるものでなくてもよいのです。大切なことはなるべく色々な活動をすることです。

１日を仕事、運動、友達と会う、読書、映画鑑賞、料理、家庭菜園、友人と食事など色々な活動をして過ごすことによって、退屈にならず、再びギャンブルに戻ることを防いでくれます。また、多くの人にとってギャンブルは人生のストレスから逃れるものであったはずですから、新しい活動を始める場合は、短い時間でも頭を休めるようにすることも必要です。

参加者への説明

「生活再建のカギは①楽しい活動、②達成感を得られる活動、③社会的活動のバランスです。ギャンブルによって得られていたこともあるはずですから、どれか一つに偏ってもギャンブルの代わりになりません。楽しい活動ばかりではなく、達成感や社交性などギャンブルで得られたことを補う必要があります。」

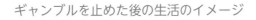

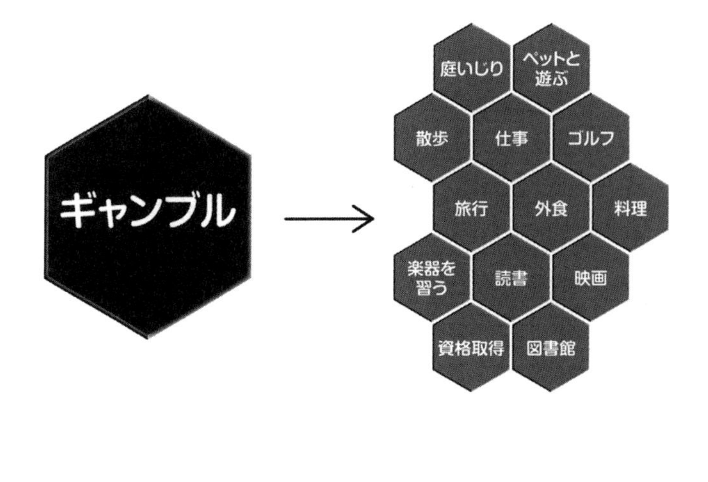

参加者への説明

「図の通りギャンブルは、かつてのご自身にとってもっとも大きい存在でした。そこから与えられる刺激もとても大きかったので、なにか1つの物事よりも、いろいろな活動や興味、関心事で置き換えることが重要です。」

5 ワーク

スタッフ側がこれらの文章を読み上げて説明する。

5 ワーク

楽しい活動の一覧を参考にして、あなたが以前行っていた、またはこれからやってみようと思うものを３つ以上選んでください。次回のセッションまでに試(ため)しにやってみられるようなものと、時間やお金がかかるけど、お金を貯めていつかやってみたい目標となるようなものも考えてみましょう。特に週末や給料日など、ギャンブルにとって危険な日にやってみてください。また、以下の点が選んだ行動を実行することの妨げにならないか考えましょう。

❶参加

楽しい活動を実行に移すには、やろうという気持ちが必要です。他の用事に優先してやろうと思うことができますか？　人によっては、友人と会う時間を事前に電話しておいて、気が変わっても予定通りに行動できるよう準備しておく方法もあります。

❷バランス

したいこととしなければならないことの違いについて考えます。健康的な生活を送るには、日々このバランスをとる必要があります。バランスを保つには、やらなければならない行動と同じように毎日楽しい活動を１つ行って、楽しんで満足できる自分の時間（もちろんギャンブルではありません）を作りましょう。

❸計画

行動計画の妨(さまた)げになりそうなものがあったら、どのように対処するか考えましょう。

❹不安

計画に何か不安はありますか？　もしあるなら、どのように対処しますか？

新たな活動を試みることによって、あなたが本当に楽しめる活動を見つけることができるはずです。ギャンブルをせずに、ネットワークを広げられるような人と知り合えるかもしれません。

③ 計画 と ④ 不安 について

次ページからの「楽しい活動一覧」の確認をしたのちに、もう一度、計画の妨げになりそうなものはないか・不安に思うことはないか、考えを聞いてみるギャンブル以外の楽しみについて考えましょう。前に楽しかったことや今楽しんでいることをできるだけ多く書き出してみましょう。

楽しい活動一覧

散歩する	コンサートに行く
映画を観る	読書する
スポーツする	手紙を書く
音楽を聴く	絵をかく
釣りに行く	ペットと遊ぶ
スポーツジムに行く	図書館へ行く
サイクリングする	料理をする
買い物に行く	友達とランチを食べる
楽器を演奏する	ボランティアをする
習い事をする	俳句を作る
工作する	手芸する
美術館に行く	おいしいものを食べる
温泉に行く	ハイキングに行く
ドライブする	旅行の計画を立てる
漫画を読む	DVDを借りてくる
友達と会話する	資格の勉強をする
庭いじりをする	ただ座って考えごとをする
部屋の模様替えをする	新聞を読む
ウインドーショッピング	クロスワードをする

参加者には、表を参考にギャンブル以外の楽しみについて、一人ひとり発表してもらう
挙げられた活動の数が少ない参加者には、その活動を選んだ理由を説明してもらう
(ギャンブル依存の期間が長いと以前の趣味などを思い出せないこともあるが、時間をさかのぼって考えることで思い出したり、他の参加者の発表を聞くことが参考になったりする)

お祭りにでかける	囲碁・将棋をする
家族と一緒に過ごす	写真を撮る
ヨガをする	ケーキを作る
仕事を頑張る	雑誌を読む
自助グループに通う	語学の勉強をする

カメラ

釣り

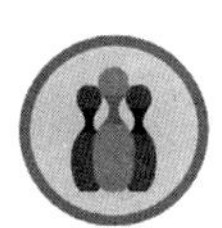
ボーリング

ヨガ

音楽

温泉

サイクリング

参加者への説明

「前ページからの表を参考に、短い時間でできることと前もって計画や準備が必要なことに分けて、楽しい活動のリストを作りましょう。なるべく多くの活動を挙げてください。すぐに実現できないものでもけっこうです。ここで多くの活動を挙げていただくほど、実際の生活では、その中から時間や場所などの条件に合わせて選ぶ選択肢が増えるので、役に立ちます。」

以前やっていたことを含めて、あなたの楽しい活動のトップ 10 を記入しましょう。

楽しい活動のトップ 10

短い時間でできるもの	お金や時間が必要なもの
①	①
②	②
③	③
④	④
⑤	⑤
⑥	⑥
⑦	⑦
⑧	⑧
⑨	⑨
⑩	⑩

注）全ての欄を埋める必要はありませんが、思いつくものをできるだけ多く記入してください。

「あまり準備をしなくてもできる・すぐに行える」という意味

ドライブ

テレビ

読書

第1回目で考えた「ギャンブルのメリットとデメリット」をヒントにして考えてみてもよいと伝える。

6 ホームワーク

「どのくらい」を「どんなふうに・どのような活動に」などと読み替えてもよい

6 ホームワーク

楽しい活動一覧を見て来週の計画を立てましょう。特に楽しい活動（例えば友達と映画に行く）をする時間を明記してください。他の楽しい活動（雑誌を読む、音楽を聴くなど）も記入しましょう。ギャンブルをしないと、いかに多くの楽しい活動をすることができるか驚かれる人もいらっしゃると思います。

計画を立てる上で次の質問にも答えてください。

❶あなたの生活において、ギャンブルがどのくらい他の活動に影響していましたか？

……………………………………………………………………………………

……………………………………………………………………………………

……………………………………………………………………………………

……………………………………………………………………………………

……………………………………………………………………………………

❷来週新しい活動をすることにどのくらい興味をもてましたか？

……………………………………………………………………………………

……………………………………………………………………………………

……………………………………………………………………………………

……………………………………………………………………………………

……………………………………………………………………………………

楽しい活動を考えていくこと、を指す

❸将来はこの課題についてどのように取り組みますか？

……………………………………………………………………………………

……………………………………………………………………………………

……………………………………………………………………………………

……………………………………………………………………………………

……………………………………………………………………………………

参加者への説明
「次回までに1週間の活動計画を作りましょう
すべての欄を埋める必要はありませんが、各縦列に1週間に1つ以上の活動があるように計画しましょう」

❹行動のバランスを考えて来週の計画を立てましょう。

	楽しい活動	達成感を得る活動	社会的活動
日曜日			
月曜日			
火曜日			
水曜日			
木曜日			
金曜日			
土曜日			

全ての欄を埋める必要はありませんが、できるだけ多くの活動を記入してください。

「友人と会う」「習い事をする」など、対人関係を持つこと・社会に出て活動をすることを指す

7 1日の計画を立てよう

7 1日の計画を立てよう

趣味や用事などを記入する
例：習い事、家族の介護　など

以下の例を参考にして1日の計画を立てましょう

例		月　日		月　日	
仕事のある日		（　　）のある日		休みの日	
6:30	起床、朝食、歯磨き、着替え、	6:00		6:00	
	出勤	7:00		7:00	
8:30	会社に到着	8:00		8:00	
9:00	↑	9:00		9:00	
10:00	仕事	10:00		10:00	
11:00	↓	11:00		11:00	
12:00	昼食	12:00		12:00	
13:00	↑	13:00		13:00	
14:00		14:00		14:00	
15:00	仕事	15:00		15:00	
16:00		16:00		16:00	
17:00	↓	17:00		17:00	
18:00	帰宅、着替え、テレビ	18:00		18:00	
19:00	夕食	19:00		19:00	
20:00	録画したテレビを観る	20:00		20:00	
21:00	入浴	21:00		21:00	
22:00	読書	22:00		22:00	
23:00	就床	23:00		23:00	
24:00	↑	24:00		24:00	
1:00		1:00		1:00	
2:00	睡眠	2:00		2:00	
3:00		3:00		3:00	
4:00		4:00		4:00	
5:00	↓	5:00		5:00	

「用事がある日」や「休みの日」などパターン別に時間の使い方をイメージしてもらう

37

1日の計画

月　　日		月　　日		月　　日	
仕事のある日		（　　　　）のある日		休みの日	
6:00		6:00		6:00	
7:00		7:00		7:00	
8:30		8:00		8:00	
9:00		9:00		9:00	
10:00		10:00		10:00	
11:00		11:00		11:00	
12:00		12:00		12:00	
13:00		13:00		13:00	
14:00		14:00		14:00	
15:00		15:00		15:00	
16:00		16:00		16:00	
17:00		17:00		17:00	
18:00		18:00		18:00	
19:00		19:00		19:00	
20:00		20:00		20:00	
21:00		21:00		21:00	
22:00		22:00		22:00	
23:00		23:00		23:00	
24:00		24:00		24:00	
1:00		1:00		1:00	
2:00		2:00		2:00	
3:00		3:00		3:00	
4:00		4:00		4:00	
5:00		5:00		5:00	

お疲れ様でした。次回は、「考え方のクセ」です。

チェック・アウト
本日の内容の感想をひと言ずつ話してもらう（スタッフ側は、この時の意見は膨らませたりしなくてよい）

第5回 考え方のクセ

このセッションの目的

ギャンブルに関する、間違った信念、思い込みがあることに気付く。

考え方のクセに気付く。

ギャンブル障害の人にありがちな考え方のクセを知り、考え方のクセが病気からくる誤ったものであることに気付く。

チェックイン時に

参加者の出席を確認したら、プログラム開始を伝えながら、参加者の体調チェックを簡単に行います。「体調が悪い方はいませんか？」などと声をかけます。

そのうえで、

- 互いの意見は尊重する
- ここで聞いたプライベートなことは他所では話さない（秘密を守る）

などのルールを確認していきます。

1 セッションのはじめに

第5回 考え方のクセ

1 セッションのはじめに

前回のホームワークは、いかがだったでしょうか？ 確認していきましょう。

今回は第５回目のセッションです。このセッションでは、引き金から行動につながる途中にある、「考え方」について取り組んでいきます。ギャンブルの引き金があった時、そこに「考え方のクセ」があると、ギャンブルにつながりやすくなってしまいます。そこで今回はこの考え方のクセのいろいろな内容に目を通し、自分に当てはまるものを探し、考え方のクセを直していきます。

開始後すぐに、前回のホームワークの確認を行い、発表を順次行ってもらう（宿題を忘れている人がいたら、他の人の発表を聞きつつ、考えてもらう。その場では難しそうなら次回への課題に、と伝えて終了する）。

- 1週間の計画を立てられたかどうかと、この2週間は、それをどのくらい実行できたのかを聞く
- 計画通りにいかなかったからダメだというわけではなく、ホームワークをきっかけに考えたことがあればそれを支持し、改善点を話したりしていく

2 考え方のクセとは？

「考え方のクセ」は以下のように説明できます」などと説明し、自身の場合は、どのような考え方のクセがあるか、どのように考える傾向があるかなどを考え、発言してもらう。

- 例えば「うつの時にはマイナス思考になりがち」といった例を伝える
- 具体例を中心に伝える
- 今回は最も難しい内容であると、参加者に伝えてもよい

2 考え方のクセとは？

ギャンブルをしていたころ、「負け続けているから、次は勝てる！」「このパチンコ台の列は出ていないから、どれかが必ず当たるはずだ」などと思った経験はないでしょうか？確率的にはそのようなことはないはずなのに。

考え方のクセとは、客観的に考えると不適切・非合理的なのに、そのように考えてしまうような考え方を指します（思考・認知の、偏り・誤り・歪みなどとも言います）。

ギャンブルの問題を抱える多くの人が、考え方のクセをもっています。考え方のクセにより、ギャンブルをしたい気持ちが高まってしまったり、負け続けているのに投資を続けてしまったりします。再発にも影響を及ぼします。

また、考え方のクセは、ギャンブルへのめり込みを強めながら、いつの間にか当たり前の感覚に近くなっていくことが多いのです。

今回は、この考え方のクセについて取り組み、ギャンブルへの衝動や再発の予防につなげていきましょう。何か思いつく考え方のクセはあるでしょうか？

3 ギャンブルでよくある考え方のクセ

- 「これらはギャンブル依存の人に多い考え・考え方です」
  “ギャンブルをやっているとき”を思い出して、チェックするよう指示する
- 「100%確信するものから、10%ほどかすかに期待するものまで、確信度はさまざま」「低い確信度のものもチェックしてください」などとアナウンスする

3 ギャンブルでよくある考え方のクセ

以下に、ギャンブルの場面でよくある考え方のクセと、その例や説明を挙げています。自分に当てはまるものにチェックしていきましょう。

1	□ 前に勝った時間帯を信じる。 □ 勝った時の服装と幸運のおまもりを持っていると、ついている。 □ ラッキーナンバーを信じている。 □ 強く／弱くレバーを叩けば、当たりやすい気がする。 □ 自分にはギャンブルの才能がある／ないと思う。 □ ギャンブルは運や確率ではない、自分の力の問題だ。 □ 今日負けたのは、家族がいらいらさせて運気を悪くされたからだ。
2	□ この店には初めて来て勝った。この店とは相性がいい。 □ 今日これだけ勝った。この運気は明日も続くのでは。 □ 学校や会社などで良いことがあったら、ギャンブルでもツキが回ってきていると思う。 □ 今日は誕生日だから勝てそうな気がする。 □ こんなに仕事が大変だったのだから、ギャンブルでは良いことがあるだろう。 □ 経験上、「この次は○○が来る流れだ」と思う。
	□ 昨日出ていない台だから、今日は出るに違いない。 □ 全く外れ続けている台があり、もうすぐ出るだろう。 □ 続けて「1」が来ているから、次は「1」以外が来そうだ。 □ ギャンブルの借金は、ギャンブルで返したい／返せるはずだ。

3	□ ギャンブルで負けた記憶よりも、勝った記憶の方が多い。借金をしているのだが……。 □ 財布のお金すべてを賭けないと気がすまない。すべてかければ何とかなる。 □ 負けたけれど、これもまた勉強だ。 □ 少しだけして、すぐ止めるから大丈夫。 □ 頑張っているし、ギャンブルしたって悪くない。 □ １回賭けるだけなら問題ない。 □ しばらくギャンブルを止められているから、もう適度にできるのでは? □ ギャンブルや借金について、急に楽観的になったり悲観的になったりする。
4	□ ギャンブルをすると、「ストレス発散になり、問題が解決する」と思っている。 □ ギャンブルをする（ギャンブルに勝つ）と誇らしい気分になれる。 □ ギャンブルをすると満足する。⇒ギャンブルをしないと、とても退屈である。 □ ギャンブルをすると、ほっとする。⇒ギャンブルをしないと、リラックスできない。
5	□ 私は意志が弱くてダメな人間だ……だからギャンブルを止めることができない。 □ （何度もギャンブルを止めることに失敗していて）もう自分はギャンブルから逃れられない・ギャンブルを止めることができないと思う。

参加人数により確認方法を考慮しながら、各項目について一つひとつスタッフ側が聞いていき、チェックの入った項目を確認したり、より多くの参加者がチェックをつけた項目やその人にとって影響が大きいと思う項目をピックアップしたりしながら共有し、知識や認識を深めていく

思い当たるものはありましたか？

なかには、まったくその通りに信じていた内容、自分でもどこかおかしいなと思いつつもどこかで信じている内容、そのように思いたかった内容、などなどあったと思います。まず、みんなで話し合ってみましょう。

1	コントロール可能性の錯覚（さっかく）	ギャンブル行動の結果をコントロールできるという信念。（例：特定の場所や方法によって必ず勝てるなど）
2	予測可能性の錯覚（さっかく）	ギャンブルに勝つ前兆（ぜんちょう）があると考えたり、過去の勝ち負けの情報から、自分には正確に勝敗を予測（よそく）するスキルがあると考えたりする。
3	ギャンブルの結果の解釈（かいしゃく）の偏り（かたよ）	勝った時は自分の能力と考え、負けた時は、他人の影響や運の悪さと考える。あるいは、負けることにより、ギャンブルで勝つ能力が高まると誤って（あやま）とらえる。
4	ギャンブル行動に関する期待	ギャンブルをすれば、自分は幸せになれる、落ち込みが解消されると考える。
5	ギャンブル行動を止めたり、コントロールしたりすることの不可能感（ふかのうかん）	ギャンブル行動を止めることは決してできないと考える。

ポイント

この表は、ギャンブル依存においてよくみられる「考え方のクセ」をまとめたもので、知識として覚える必要はなく、自分に近い傾向があるかどうか、考えることがここでの目的であると伝える

●補足

なお、ここに挙げた内容は、ギャンブル場面によくある考え方のクセです。考え方のクセは、その他にも色々あります。例えば、「白か黒かはっきりしないと気がすまない」「何事も悪い方に考えてしまう」「自分のことと結びつけて考えてしまいがち」といったものがあります。

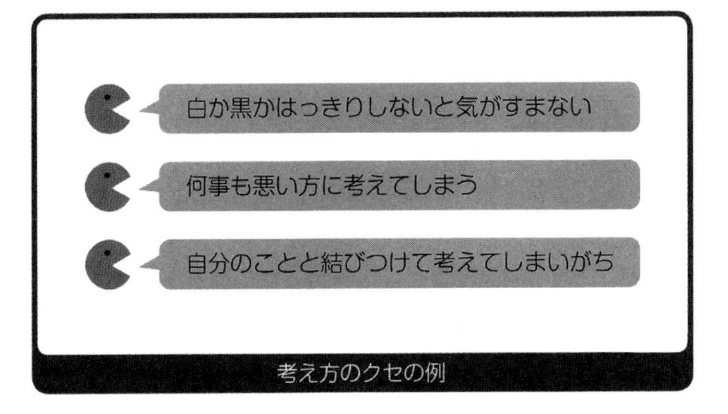
白か黒かはっきりしないと気がすまない
何事も悪い方に考えてしまう
自分のことと結びつけて考えてしまいがち
考え方のクセの例

4 考えのバランスを戻す方法

4 考えのバランスを戻す方法

ギャンブル行動を止める、あるいは再発（さいはつ）を予防するためには、下のように考えを振り返ることが役に立ちます。まずは自分自身に質問をしてみましょう。

自分一人で、自分の考えを検討するための方法例と伝える

- ●その考えに証拠はあるのか？
- ●本当にそうなのか？
- ●他の人だったらどんなふうに考えるか？
- ●他の方法では説明できないか？
- ●この考えを誰かにしっかりと説明できるか？
- ●同じような相談を友人からされたとしたら、どう答えるか？

みなさんが、これらの考えを修正・改良する参考になるように、一般的に合理的な考えを以下に紹介します。

ギャンブルに関する、合理的な考えの例

- ●ギャンブルの結果は、スキルよりも運によって決定される。
- ●ギャンブル・マシンの結果は、ランダムな結果を出すシステムを搭載（とうさい）したコンピュータによって決定されるので、結果をコントロールしたり、予測したりすることはできない。
- ●ギャンブルの結果は、前に行われたギャンブルの結果とは関連しないものである。ランダムな結果なので、それを予測することはできない。
- ●運がいいと感じても、実際に運がよくなるわけではない。
- ●ギャンブル衝動（しょうどう）が強いとき、負けた経験ではなく勝った経験のほうを思い出す傾向がある。

ギャンブルにおける合理的な考えの例を読んでみた感想を聞いてみる。パチンコなどの機械を介したギャンブルの種類について触れる内容が多いため、他の種類のギャンブルを主にしていた参加者にはまた別の意見があるかもしれない。基本的に支持的に聞いていく

5 ワーク ～考え方のクセの修正～

5 ワーク　～考え方のクセを改良してみる～

ギャンブルに至りやすい流れを、以前の回で取り組んだ「引き金」から確認していきます。引き金があり、そこに考え方のクセがあると、ギャンブルに至りやすい感情になり、その結果、ギャンブルをしやすくなります。これは言いかえると、引き金が避けられない時でも、考え方のクセを改善すると、ギャンブルをしないでいられると言えます。

次の例は、運転に関する引き金から行動までの流れです。ギャンブル行動にも同様の流れがあります。次のワーク①②の状況で、どのような考え方に改良すればギャンブルをしない方向に近づけるか、そしてどんな感情になるかを考えてみてください。

参加者への説明
「引き金から行動に至る流れを確認していきましょう。」

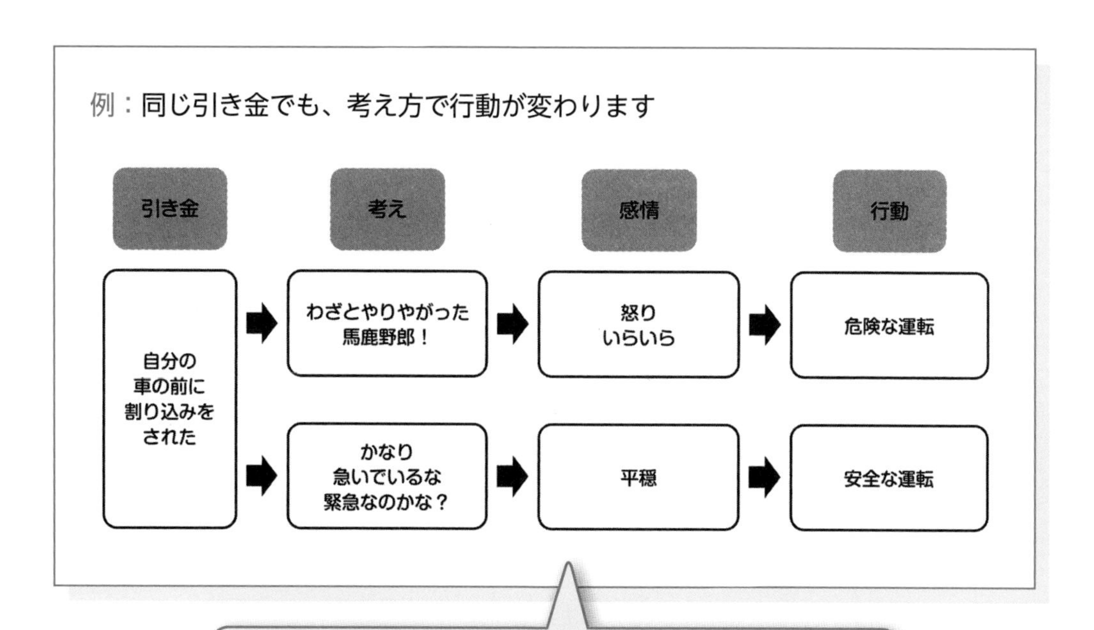

参加者への説明

「私たちの普段何気なく行っている行動（上の例では「危険な運転」）は引き金に対する“考え方”、そしてその考えによって引き起こされた“感情”に影響されます。つまり、引き金を避けることができないときでも、考え方を変えることで自分にとってメリットのある行動を導きだしやすくなります。」

「ここで注目した、引き金→考え→感情→行動という一連のプロセスは何度かくり返されることで自動化され、無意識のうちに行動してしまうようになります。」

「この自動化されたプロセスを意識的に検証する癖をつけるには、まず自分にとって引き金になる事柄に気づくことから始まります。」

ワーク①　給料など、まとまったお金が入った時・・

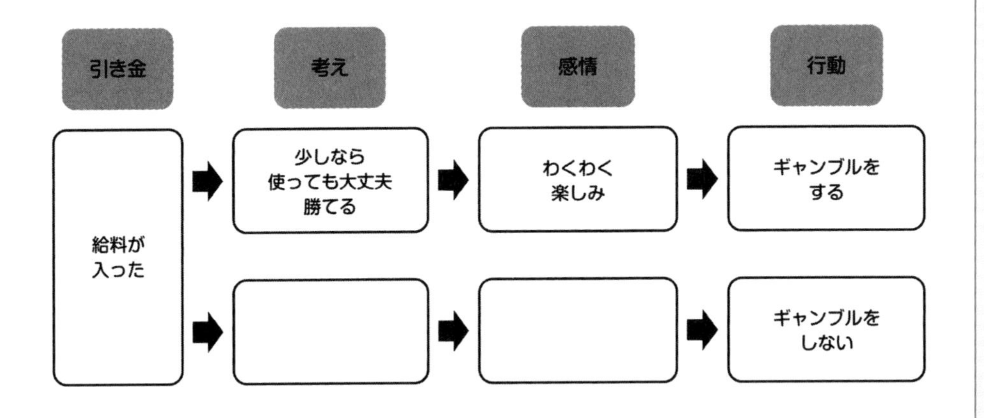

ワーク②　生活上で、ほっと一息つける状況になった時・・

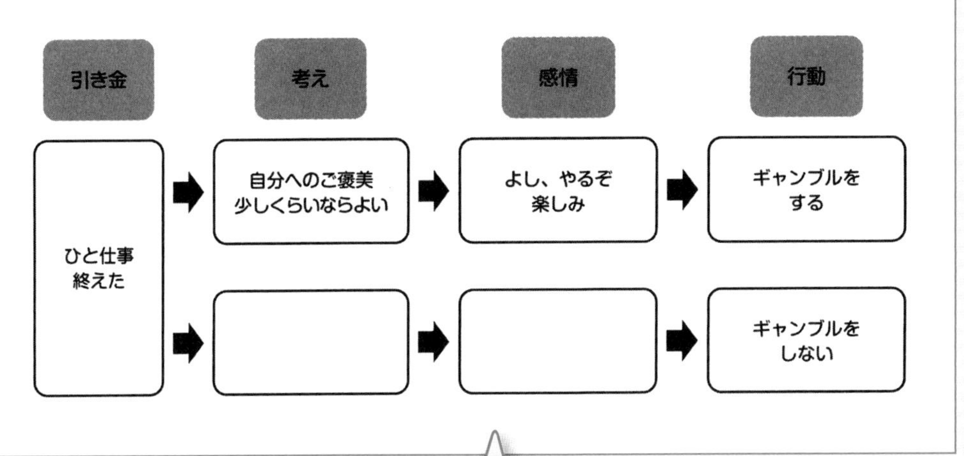

ワーク①ワーク②ともにギャンブルの引き金としてよく挙がる項目。
イメージしにくい場合は、例としてワーク①は手元に現金が入った状況、ワーク②はふいに暇な時間や空いた時間ができた状況など、自分なりにイメージしやすい状況を想定して取り組んでよいことをアナウンスする。

6 まとめ

6 まとめ

今回は、考え方のクセについて取り組みました。

考え方のクセは、再ギャンブル、ギャンブルへののめり込みなどに影響していきます。なお、考えの方のクセは、どんな人にも生じることがあります。考え方のクセは、一般的にストレスが多い状況で、より生じやすくなります。今後、適度なストレス発散や、自分が楽しいと思えることなども、合わせて考えていきましょう。

7 ホームワーク

7 ホームワーク

次回で最後のセッションになります。今回のホームワークは、次回のテキストの内容に目を通し、できる限り記入してくることとします。もし記入に迷ったりしたときには、空欄のままでも構いません。

チェック・アウト
本日の内容の感想をひと言ずつ話してもらう（スタッフ側は、この時の意見は膨らませたりしなくてよい）

お疲れ様でした。次回は、「まとめ」です。

第6回

まとめ

このセッションの目的

これまでのセッションを振り返る。

ギャンブル障害に関する知識を再確認する。

セッションをここまで進められたということは、それだけ回復に近づいていることに気付く。

再発・スリップは誰にも起こりうることを知る。

スリップした時の対処方法が重要であることを知る。

緊急事態（ギャンブルをしたくなったとき）にしないで済ませる方法を考えておく。

チェックイン時に

参加者の出席を確認したら、プログラム開始を伝えながら、参加者の体調チェックを簡単に行います。「体調が悪い方はいませんか？」などと声をかけます。

そのうえで、

- 互いの意見は尊重する
- ここで聞いたプライベートなことは他所では話さない（秘密を守る）

などのルールを確認していきます。

1 セッションのはじめに

最終回は、まとめ・振り返りを課題としている。課題が行われているかどうか、初めにその共有をする。（基本的に時間を必要としそうな参加者にペースを合わせて進行する）

- まずは最終回まで参加したことを労う
- 第5回の宿題は、予習的な内容。どの程度、取り組めたかを聞く
- 第1回で書いた準備、自信への考えとは、どう変わったか、変わっていないかを共有する
- その際になぜ変わった、または変わらないと考えるのかを尋ねる

第６回 まとめ

1 セッションのはじめに

ついに最後のセッションになりました。ここまでよく頑張って参加していただきました。ありがとうございます。第１回であなたが作った目標に向けて、準備はどれくらい整ったでしょうか。このプログラムに取り組んだことで、ギャンブル問題に対処する自信はどれくらいついたでしょうか。

0 点から 100 点で点数をつけるとしたら、何点くらいでしょうか？

下の線上の当てはまるところに○をつけてください。

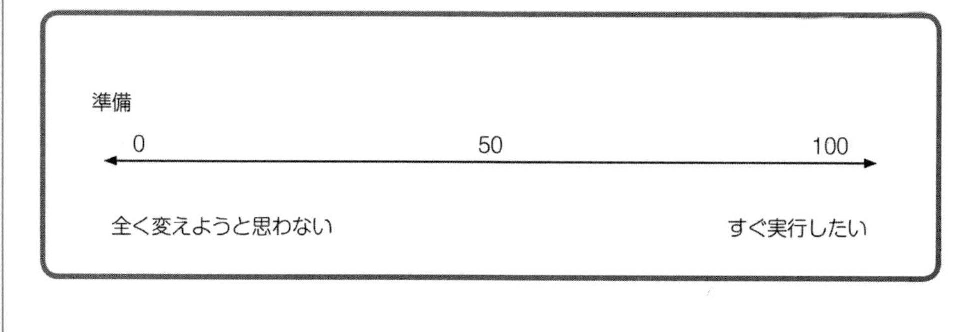

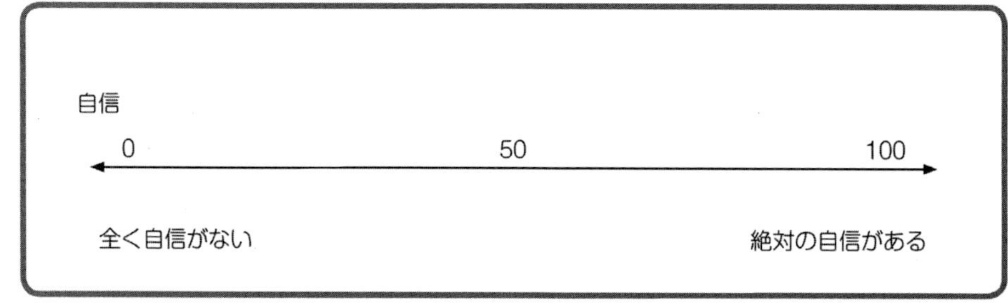

さて、このセッションではギャンブルのスリップと再発(さいはつ)の違いをまず復習し、スリップしたときに、すぐに取り組むこと、避けるべきこと(「嘘」と「借金」)を確認します。次にギャンブルのスリップ、再発の危険性を高める人生の出来事を確認し、そのような危険な状況での「緊急事態(きんきゅうじたい)モード」について説明します。最後に緊急事態(きんきゅうじたい)モードで用いる「緊急脱出計画書(きんきゅうだっしゅつけいかくしょ)」を作成します。

2 ギャンブルのスリップと再発

復習のためにも参加者に順に輪読してもらう

2 ギャンブルのスリップと再発

「スリップ」とは『しばらくやめていたのにギャンブルを「ついつい」、「ちょっとした軽い気持ち」で1回やってしまうこと』で、「再発(さいはつ)」とはこのプログラムであなたが明らかにしてきた『ギャンブルに対する問題が元のひどい状態に戻ること』でした。スリップは本格的な再発(さいはつ)の前に起こりますので、もちろんスリップも避けるべきです。その理由について確認する前に、まずは再発について一緒に考えていきましょう。

このプログラムに参加する前のあなたのギャンブル問題はどのようなものだったでしょうか。あなたにとってギャンブルはメリットが小さく、デメリットが大きなものだったはずです。にも関わらず、あなたはギャンブルを続けてデメリットを大きくし続けてしまっていたのではないでしょうか。

第1回のセッションを振り返ってみましょう。

わたしは、ギャンブルで以下のような問題を抱えました。

❶ ……………………………………………………

❷ ……………………………………………………

❸ ……………………………………………………

にもかかわらず、わたしはギャンブルを続けていました。

発表は無理強いしない

再確認できましたか。今あなたが思い出されている辛い状況に再度陥ること、それを再発と呼びます。このプログラムの目標は再発を防ぐことでした。再発はいきなり起こるものではありません。再発は次の図の流れで起こります。

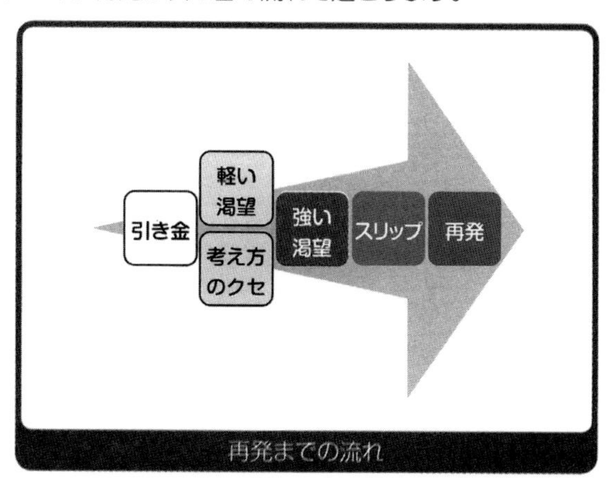

再発までの流れ

再発の前には必ずスリップがあります。スリップの前には「ギャンブルをしたい」という強い渇望があります。強い渇望の前にはわずかな渇望やギャンブルに対する考え方のクセが潜んでいます。

第１回のセッションで「ギャンブル障害のメカニズム」について勉強したことを覚えているでしょうか。これはギャンブル問題回路と言い換えてもいいかもしれません。第２回から第５回のセッションで学んだことを思い出しましょう。あなたがギャンブル問題を抱え、抜け出せなくなっていたのは「引き金」「考え方のクセ」「ちょっとした軽い気持ちでのギャンブルスリップ」「あなたやあなたの大切な人を辛い状況に陥らせるギャンブル再発」のギャンブル問題回路ができあがってしまっていたからでした。ギャンブルをしないでいたとしてもこの回路はあなたの脳のなかに保存され続けています。

「ちょっとした軽い気持ちでやってしまったギャンブルスリップ」によっても、あなたの中の回路はあっという間に動き始めてしまうでしょう。だからこそスリップも避けるべきなのです。どこからでもスタートしてしまう、それが回路のやっかいなところです。しかし回路はどこからでもストップし、抜け出すことができます。

では１つずつ確認していきましょう。大丈夫。難しくはありません。あなたがここまでのセッションで学んできたことを思い出すだけでよいのですから。

渇望（かつぼう）はどのような時に起こるでしょうか。第２回のセッションであなたが明らかにした引き金について振り返ってみましょう。

第2回で扱って以来、およそ8週間ぶりに引き金を扱うことになるので、その間実際に引き金に触れたり、触れそうになった経験を数人に発表してもらう

わたしは日常で起こるちょっとした引き金、例えば

- ……………………………………
- ……………………………………
- ……………………………………
- ……………………………………

によってギャンブルがしたくてたまらないという渇望（かつぼう）を感じます。

しかし、あなたは自身のギャンブルに問題があると自覚しているはずです。にもかかわらず、問題のあるギャンブルを続けていたのは、ギャンブルに対する考え方のクセによって、自分自身をだましてしまっていたからでした。第５回のセッションであなたが明らかにした、ギャンブルに対する考え方のクセについても振り返ってみましょう。

わたしは、ギャンブルに対する考え方のクセを持っていました。

数人に発表してもらう

- ……………………………………
- ……………………………………
- ……………………………………
- ……………………………………

これらの考え方のクセのために、ギャンブル行動を強めていたかもしれません。しかし、今はこれらの考え方が偏（かたよ）っていたことがわかっています。

スリップについて確認しましょう。

●スリップから抜け出すほうが、再発から抜け出すより楽です。
●強い渇望（かつぼう）から抜け出すほうが、スリップから抜け出すより楽です。
●軽い渇望（かつぼう）や考え方のクセから抜け出すほうが、強い渇望（かつぼう）から抜け出すより楽です。
●すべての引き金と渇望を避けること、つまりギャンブル問題回路を眠らせたままにできれば最高です。
●ギャンブルを止めようとし始めの時期には特に、スリップをしてしまいがちです。それは回復の過程では起こりうることです。
●ギャンブルを続けてするかどうかの判断を先延ばししてみましょう。
●対処法を試してみましょう。
●スリップは失敗ではなく、成功のもとです。
●スリップの罪悪感、絶望感はいずれ薄れていきます。「嘘」をつき、「借金」して、再発してしまうと罪悪感、絶望感はひどくなります。
●この経験を活かして、再発を防ぎましょう。
●誰かにスリップを告白しましょう。
●どのような流れでスリップが起こったのか、これまでのセッションで使ったシートを埋めてみましょう。
●スリップまでの流れを支援者と一緒に確認して、対処法をアップデートしましょう。
●余分なお金は手放しましょう。

参加者に順に輪読してもらう

3 「嘘」と「借金」

3 「嘘」と「借金」

次のような状況を想像してみてください。

このプログラムに参加後、ギャンブルをせずに３ヵ月が過ぎようとしています。ギャンブルをしない生活が続けられるか半信半疑だったあなたも、もしかしたらこのまま止め続けられるかもしれないと思い始めています。最初は本当にギャンブルをしていないのか疑っていた家族も、少しずつ自分を信用しはじめたようです。

あなたは３ヵ月ギャンブルをしなかった自分へのご褒美（ほうび）に、友人たちとの食事会に参加することにしました。あなたは食事会のある店まで来たところで待ち合わせ時間を１時間間違えていたことに気づきました。そこで……があって、気がついたらあなたは……ギャンブルをしていました。食事会のために持ってきた現金はもうほとんどありません。やってしまった、自分はなんてダメなんだ、ギャンブルを止めるなんて自分には無理なんだ、絶望しているうちに待ち合わせ時間がやってきました。

「……」の部分には、パチンコ店などのギャンブルができる場所の名称を入れて読む

あなただったら、どうしますか？

- ●食事会に参加しますか？
- ●支払いはどうしますか？
- ●なぜ現金がないか友人に打ち明けますか？
- ●帰ってから家族にギャンブルしたことを打ち明けますか？
- ●友人に借金をしたとしたら、どうやって返済しますか？
- ●借金を返すためにギャンブルをしようとしますか？

ここで最も避けたいことは
・「嘘」と「借金」です。

この例での状況が説明しにくい種類のギャンブル・やり方をしていた参加者もいる。「ふと一人の時間ができたときにスリップしてしまったとしたら」などと置き換えて想像を促してみる

・**嘘**と**借金**はスリップを再発に結びつけます。

スリップしたあとに**嘘**をつかないために

・わたしは

・わたしは

・わたしは

スリップしたあとに**借金**をしないために

・わたしは

・わたしは

・わたしは

- 参加者数人に発表を促す
- 発表は無理強いしない
  比較的回答することが難しい項目と考えられるので、「予防策や、嘘をつかず、正直に伝えられそうな人を考えておくことなども有効と思われる」などとアナウンスしても

4 スリップや再発の危機となる人生の出来事を考えよう

4 スリップや再発の危機となる人生の出来事を考えよう

これからのあなたの人生にはギャンブル問題の危険がいつでも起こりうることを再確認しましょう。これまでのプログラムでの取り組みによって、あなたがどれだけうまくギャンブル問題に対処していたとしても、あなたのギャンブル問題に対する取り組みの姿勢がどれだけ真剣なものだとしても、あなたの家族、友人、同僚がどれだけ献身的にあなたに協力してくれていたとしてもです。

復習のためにも参加者に順に輪読してもらう

「いつでもギャンブル問題の危険はある」、そのことを知っておくことがとても重要なのです。油断は禁物です。しかし油断さえしなければ、このプログラムの最後のセッションまで参加したのですから、あなたはギャンブル問題に十分対処するだけの準備ができているはずです。避けられない出来事もあります。しかし、それでも心の準備をしておくことはできるのです。

・家族の死　・職場の異動　・離婚　・別居　・逮捕　・成功
・家族の入職あるいは退職　・病気あるいは怪我　・入学あるいは卒業
・結婚　・引越　・解雇　・習慣の変化　・裁判　・人間関係
・家族の体調不良　・妊娠　・転校　・セックス　・趣味の変化
・経済状態の変化　・ローンや借金　・親友の死　・睡眠状況の変化
・食生活の変化　・休暇

これらの出来事に遭遇したときにスリップする危険性が高まります。またスリップから再発に移行する危険性も高まるのです。落石や滑落の危険性が高い山道を車で走るときに大雨が降ってきたら、あなたは細心の注意を払うでしょう。それと同じように、ギャンブル障害に苦しんだあなたがこれらのような出来事に遭遇したときには、緊急事態モードに入りましょう。

5 緊急事態モード

5 緊急事態モード

- まず自覚しましょう。「自分はスリップ、再発の危険性が普段よりも高い状況にある」
- 家族、友人、同僚や支援者に対して、普段よりもスリップ、再発の危険性が高いと伝えましょう。
- セッション２と３を振り返って引き金となる刺激を確認し、普段よりも細心の注意で刺激を避けましょう。
- セッション４を振り返って、計画通りの生活をこころがけましょう。
- セッション５を振り返って、偏った考えが浮かんでこないか、普段よりも細心の注意でチェックしましょう。
- 緊急事態脱出計画を実行しましょう。

参加者に輪読してもらう

6 緊急事態脱出計画を作ろう

113ページでは「スリップ後」のこと、ここでは「スリップ前」に行う対処であることを伝える

6 緊急事態脱出計画を作ろう

渇望の意

スリップ、再発の危険性が高いとき、ギャンブルをしたいという強い欲求に襲われたとき、わたしは以下のことをします。

□ ………………
□ ………………
□ ………………
□ ………………

スリップ、再発の危険性が高いとき、ギャンブルをしたいという強い欲求に襲われたとき、わたしは以下に連絡をします。

□名前	電話番号
□名前	電話番号
□名前	電話番号
□名前	電話番号
□名前	電話番号

56

サポート体制に応じて「相談・連絡先として、当院も利用可能です」などと伝えても可

7 最後に

● スタッフ側が読む
● スリップや再発などの危険な状況に陥った時には、このテキストを読み返すように参加者に伝える

7 最後に

ここまでよく頑張ってこられました。全６回のセッションを終えて、ご自身のギャンブル問題回路について理解を深めたのではないでしょうか。この回路はプログラムを終えても、そしてギャンブルを何年しないでいたとしても、あなたのなかに存在し続けます。そしてひとたび動きだせば、あなたやあなたの大切な人を辛い状況に陥(おちい)らせてしまいます。この回路が眠り続ける生活をこころがけましょう。

残念ながら、ギャンブル問題はあなたをこれからも繰り返し脅(おびや)かすかもしれません。あなたの意志や能力の問題ではなく、ギャンブル障害とはそういうものなのです。それは「引き金」や「スリップや再発の危機となる出来事」が日常にありふれており、避けることができないものもたくさんあることを学んだあなたなら同意(どうい)してくださるはずです。

しかし、恐れることはありません。ギャンブル問題に対する知識も対策も、あなたはこのプログラムで身につけてきました。ギャンブル問題が襲(おそ)ってくる度に、このプログラムで学んだことを実行して対処してください。その度にギャンブル問題に対する対処力が強くなります。その度にあなたを脅(おびや)かすギャンブル問題の勢いは弱くなっていくでしょう。この繰り返しこそが、ギャンブル障害の回復への道のりなのです。

6回目（最終回）のチェック・アウト
プログラム全体に対しての意見をひと言ずつ話してもらい、終了とする

フォローアップについて

プログラム実施機関としてのフォローアップ

以上で標準的なプログラムは一通り終了です。この時点でギャンブルを断つことができた人もいるでしょう。ギャンブル障害からの回復とは、ギャンブルをやめた状態を継続していくことです。その後も患者さんがギャンブルから離れ続けていられるように、フォローしていくことが大切です。

たとえば久里浜医療センターでは、セッションが終了した時点の患者さんの様子に合わせて、フォローアップを検討します。具体的には、今後の来院の間隔を相談しながら、診察の継続、プログラムへの継続参加（再参加）、カウンセリングの併用、ほかの機関（依存症自助グループなど）の併用/継続などを考えていきます。オーソドックスには、再発などの悪化が見られなければ、しだいに間隔を長くしていき、終診へ向けていくことになります。

セッション終了後に参加者へ

依存症の回復は、一般的に時間を要するものです。そのため、安定している時には細く長く関わる有用性の提案や、その方の無理のない有意義なペースを推し量っていく事も求められるでしょう。

参加者にはセッションが終了しても治療自体は終了していないこと、プログラム実施機関とのつながりが切れないように伝えることが大切です。

プログラム終了後に選択できるフォローアップ体制、時間帯、費用の説明を本人や家族へ行います。連絡先やフォローアップ体制が書かれた用紙を配布してもよいでしょう。テキストに挟んだり、貼ったりして必要な時に見つけやすいようにするようアドバイスします。

そのほかのアドバイスの例

- テキストは手元に保管しておいて、プログラム内で身につけた知識やスキルをたびたび見返すとよいでしょう。
- 家族会、患者会などのつながりも役立ちます。
- もしスリップしてしまっても、そのことを隠さないようにしましょう。
- 今後もいつでも相談できることを忘れないでください。

…… 再発率が高い病気であると考える ……

治療後も渇望との闘いは続きます。ギャンブル障害は、再発することの多い病気です。治療によってギャンブルをやめることはできても、ギャンブルへの渇望はたびたび起こります。

治療中も治療後も常に渇望と闘い続けることになるでしょう。ギャンブルをしないで過ごした一日を積み重ねていくことが、「回復」ということになります。

治療後はなるべく孤立せず、医療機関や自助グループの助けも借り、気持ちを強く持ち続けることで、再発リスクを下げることができます。

ギャンブル障害の治療後約48％の人が再びギャンブルをしてしまったという調査があります。再発のリスクが高いことを知っておき、たとえ再発しても治療を投げ出さないことが大切です。自助グループで仲間と情報交換したり、一緒にがんばることで、自分を責めすぎず、問題に立ち向かう力が維持できるでしょう。

当事者会と相談窓口を紹介する

やめた状態を継続するために、役立っているのが当事者会（患者会）です。GA（ギャンブラーズアノニマス）などが有名です。

こうした団体や、相談窓口の存在を知らせ、患者を孤立させないことも大切です。セッションを行った医療機関でも、この先いつでも相談できると話しましょう。

参加するかどうか、利用するかどうかは患者の意思に任せることになりますが、有益に働くことは少なくありません。

第4章

ギャンブル障害診療の今

ギャンブル障害に関する近年の研究、資料そして自助グループ、相談窓口等をご紹介します。

ギャンブル障害を取り巻く現状

わが国のギャンブル産業

わが国のギャンブル産業の市場規模は、パチンコ・パチスロが30兆円前後で推移していましたが、2010年頃から減少が目立つようになり、その後は年々市場規模が縮小しているものの、2016年の統計では依然として20兆円を超えており、巨大な市場規模であることに変わりはありません[6)]。

パチンコ・パチスロは、日本国内では依存者数がもっとも多い（約8割と推計）ギャンブルと考えられていますが、法律上は賭博ではなく遊技であるため、「ギャンブル等依存症対策基本法（平成30年10月5日施行）」のように国の施策に関しては名称に「等」が入れられています。実態はギャンブルにほかならないため、本書ではパチンコ・パチスロもギャンブルとして扱っていきます。

なお、競馬、競輪、宝くじなどの公営ギャンブルの市場規模は2016年で5兆9000億円と推計されています[6)]。

ギャンブル障害の位置づけ

ギャンブル障害は、従来「衝動制御の障害」と位置付けられ、主に診断に用いられるWHOのICD-10（国際疾病分類　第10版）では「病的賭博」の名のもとに、「習慣および衝動の障害」に分類されていました。

これが2019年の改訂版となるICD-11では、「ギャンブル障害（gambling disorder）」に名前が変更され、「物質使用障害および嗜癖行動障害群」に分類されます。

インターネット依存の代表格であるゲーム依存も「ゲーム障害（gaming disorder）」という名前で、同じ事項に分類されています。すなわち、ギャンブル依存等の行動嗜癖が初めて依存または嗜癖と認められたというわけです。

一方でICD改訂に先駆けて、2013年に出版された米国精神医学会によるDSM-5（精神障害の診断と統計マニュアル 第5版）では、ギャンブル依存はギャンブル障害という名前で、依存の一部に分類されています。

ギャンブル依存が依存に分類された意義は大きく、これによって各医療者は「依存は予防が可能である」という視点に基づいた医療アプローチの道筋をつけることができるようになります。

具体的な予防対策は物質依存に準じて考えればよく、依存に適した有効な心理社会的治療を用いることもでき、また将来薬物治療の開発も期待できるようになります。

ギャンブル障害の疫学

ギャンブル障害の有病率は、主に一般住民を対象とした調査から推計されています。2000年から2015年までの世界の疫学調査のレビューによると[7)]、過去1年間の問題ギャンブルの有病率は、0.12%～5.8%と報告されています。

一方、厚生労働省研究班で実施された国内の調査[8)]では、全国の20歳以上の男女7,500名を無作為抽出し、病的賭博のスクリーニングテストであるSOGS（South Oaks Gambling Screen）[9)]の邦訳版が用いられ、これにおいて5点以上とギャンブル障害が疑われたのは、2008年調査では男性の9.6%、女性の1.6%、2013年調査では男性の8.8%、女性の1.8%、男女合わせて4.8%（推計数　約540万人）と報告されており、いずれの調査もSOGSを用いた海外の調査結果と比較して高い割合であることが示されました。

ただし、この割合は過去のどこかでギャンブル依存が疑われた場合（生涯有病率）で、現在の状態を反映していないことに注意が必要です。また、自記式で回答したり、電話を用いて聴取したり、調査方法が研究ごとに異なるため、単純な比較はできませんが、国内のギャンブル問題がかなり深刻であることが示唆されます。

2017年には、日本医療研究開発機構（AMED）研究班によって改めて全国調査が実施されました。この調査は、上述の厚生労働省の研究班と同様に、層化2段無作為抽出法によって全国300地点から10,000人を無作為に抽出して、面接調査によってSOGSの点数でギャンブル問題を評価しています。厚生労働省研究班では自記式調査でしたが、AMED研究班では面接を用いており、さらに生涯のギャンブル問題に加えて過去12ヵ月の問題の有無についても聴取している点が異なります。この調査でのSOGS 5点以上（生涯）の割合は3.6％（95%信頼区間：3.1～4.2％　推計数320万人）、過去12ヵ月に限ると、0.8％（95%信頼区間：0.5～1.1％　推計数70万人）でした[10)]。

これらの結果を諸外国の結果と比較すると、生涯の割合は、調査の中で最も高い割合であり[11)]、また過去12ヵ月の結果を見ても、比較的高い割合でした。下図でSOGSを用いて調査を行った他国の調査と比べた結果を示します。

● SOGS5点以上の割合 (%)（生涯）：諸外国との比較

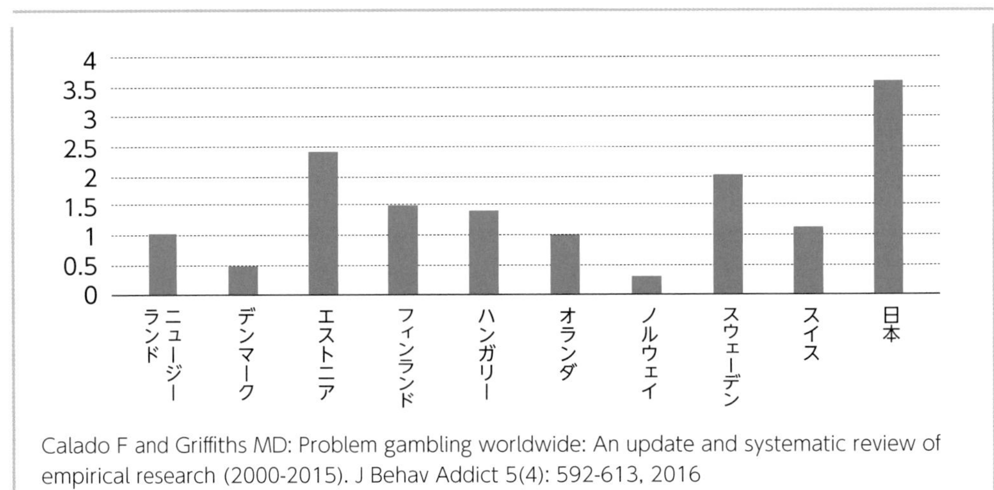

Calado F and Griffiths MD: Problem gambling worldwide: An update and systematic review of empirical research (2000-2015). J Behav Addict 5(4): 592-613, 2016
久里浜医療センター調べ
上記より作図

● SOGS 5点以上の割合 (%)（過去12ヵ月）：諸外国との比較

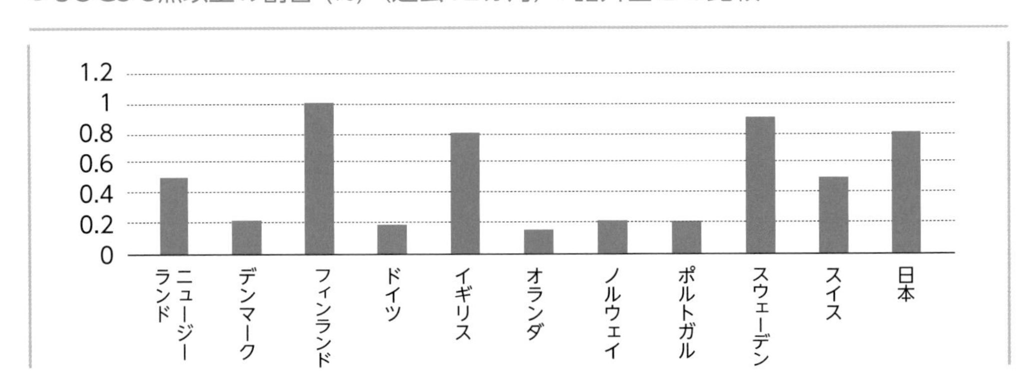

Calado F and Griffiths MD: Problem gambling worldwide: An update and systematic review of empirical research (2000-2015). J Behav Addict 5(4): 592-613, 2016
久里浜医療センター調べ
上記より作図

久里浜医療センター外来患者から見る患者像

ここでは久里浜医療センターのギャンブル依存専門外来を受診する患者内訳から見えてくる患者像について述べます[12)]。

患者の初診時の平均年齢は約40歳で、男女比はおよそ12：1となり、男性のほうが目立ちます。既婚、離婚、未婚は、それぞれおよそ60%、10%、30%。患者のうち就労している人は約70%で、無職の人は約20%となります。

以上より、アルコールや薬物依存患者と比べると、既婚者や就労している人が相対的に多く、社会的安定性は比較的高いことが察せられます。

依存しているギャンブルの種類では、重複もありますがパチンコ・スロットマシーンという回答が圧倒的に多く、約90%の受診患者がこれにはまっています。次いで多いのは競馬、麻雀、競輪、競艇と続きますが、競馬を除くとその割合はそれぞれ低くなります。

受診時における借金の総額の平均はおよそ600万円です。しかし、この借金の額は依存しているギャンブルによって異なる傾向があります。一般にパチンコ・スロットより、競輪・競馬へ依存しているほうが借金が多い傾向にあります。また、最も高額な借金を抱えているのは、FX（Foreign Exchange：外国為替証拠金取引）依存のようです。

一般に、一番多くの人が行っているギャンブルは、男性はパチンコ、女性は宝くじです。なお、宝くじの依存性はそれほど高くないためか、そのために久里浜医療センターを受診する人はほとんどいません。

合併精神障害

合併障害

米国で一般人口約43,000名に対して行われた非常に大きな疫学調査であるThe National Epidemiologic Survey on Alcohol and Related Condition（NESARC）によると、病的賭博と特定された人は、高率に他の精神障害を合併していました[13]。合併している精神障害の例では、アルコール依存が48%、薬物依存11%、大うつエピソード37%、不安障害41%などが目立ち、他にも多くの精神障害またはパーソナリティ障害の合併がみられました。

別の調査でも、ニコチン依存を含む物質使用障害、アルコール使用障害、気分障害、不安障害が多いという報告があります。その割合は対象によって異なりますが、住民調査結果のレビューでは、ニコチン依存60.1%、アルコール使用障害57.5%、気分障害37.9%、不安障害37.4%の順とされます[14]。

ギャンブル障害治療患者の合併精神障害に関する36研究のメタ解析結果も同じように高い割合を報告しています[15]。それによると患者の75%は何らかのDSM-IV第一軸に分類される精神疾患を合併していました。具体的には、気分障害23%、アルコール使用障害21%、不安障害18%、アルコール以外の物質使用障害7%などです。

治療を求めて受診した者を対象とした調査のレビューでは、74.8%に精神科疾患が合併しており、ニコチン依存56.4%、大うつ病性障害29.9%、アルコール乱用18.2%、アルコール依存15.2%、社交不安 14.9%、全般性不安障害14.4%、パニック障害13.7%、PTSD12.3%、大麻使用障害11.5%、ADHD9.3%、適応障害9.2%、双極性障害8.8%、強迫性障害8.2%となっています[16]。

気分障害の合併も多く、ギャンブル障害の7割以上が少なくとも1回の大うつ病、約半数が反復性の大うつ病の既往をもち、自殺企図率も高い傾向にあります[17]。治療を求めるギャンブル障害の調査では48%が自殺を考えたことがあると回答し、自殺未遂にも関連しています。このような気分障害とギャンブル障害の関係は、原因と結果の双方の可能性があります。医療機関を受診したうつ病を合併したギャンブル障害のケースを調査したところ、86%のケースでギャンブル問題がうつ病より先行していたとされ[18]、うつ病がギャンブル障害の二次的なものである可能性を示唆しています。

ギャンブル障害の追跡調査によると、ギャンブルをやめて仕事や家族関係に改善がみられたにもかかわらず18%の者でうつ病が続いたという報告もあり、単に二次的なものというだけでは説明できない部分もあります[19]。ギャンブル障害がうつ病を合併することで治療を求めるようになるとも考えられますが、いずれにしても、気分障害の合併が多いことは留意する必要があります。

久里浜医療センターでの研究による予備的結果では、ギャンブル障害で受診している患者の約半数に精神科受診歴が報告されています[12]。

その一方で、物質依存で治療を受ける者においてもギャンブル問題が高頻度でみられます。最近の系統的レビューによると、物質使用障害における問題ギャンブル（SOGSで3〜4点）は22.8%、ギャンブル障害が疑われる5点以上の割合は13.7%と報告されています[19]。我が国ではこのような調査はほとんど報告されていませんが、アルコール依存症におけるギャンブル障害の合併率は9%という報告もみられます[20]。

認知能力の低下

ギャンブル障害によって認知機能が減弱する可能性が指摘されています。ギャンブル障害の状態が続くことによって、報酬への感受性低下（報酬系の活動性低下）、遅延報酬または失敗から学習する能力の低下、「惜しい負け（132ページ）」への過剰な生理的反応、失敗をモニターする能力の低下などの脳機能への影響が報告されています[21]。

これもまた、ギャンブル行動のコントロールを難しくすることにつながると考えられます。

自殺のリスク

ギャンブル障害患者に自殺のリスクが高いことも報告があります。とくにリスクが高いと考えられる「患者の生活状況がよくなく、依存が重症である」場合には、支援者は自殺のリスクを常に念頭に置いて接する必要があります。

一般に依存は、その種類が何であれ自殺のリスクが高いことが知られています。ギャンブル障害も例外ではありません。久里浜医療センターのギャンブル依存外来患者の44%が外来受診前1年間に希死念慮を持ち、12%が同じ期間に自殺を試みた、というデータがあります。

ギャンブル依存症自助グループであるギャンブラーズ・アノニマス（GA）の調査では17～24%が自殺企図の経験があると報告されました[22]。

アメリカで、ギャンブル依存の治療受診者342名のうち、希死念慮を有する者が32%、自殺を試みた者が17%存在したというデータによる研究では、希死念慮のない者に比べて有する者は、より多くの精神科合併症を有し、より生活状況に不満を持っていたと報告されています。また、治療に入る前の月に、より多額の金を使い、ギャンブルに対する渇望のレベルがより高く、SOGSスコアがより高かったとも報告されています。

すなわち、希死念慮を有する者の生活状況は厳しく、ギャンブル障害レベルが高いことが示されています[23]。重症度と自殺のリスクに関連があることがうかがえます。同様の知見は別の研究でも報告されています[24]。

パーキンソン病との関係

パーキンソン病は、脳の機能障害により、運動機能やそのほかの自律神経機能や精神症状などにさまざまな障害があらわれる病気で、15万人以上の患者がいます。症状に、脳内でドパミンが不足することが関わっていると考えられています。治療にはドパミンと同じ様な作用をする「ドパミン作動薬」がよく使われます。

多くの研究で、パーキンソン病にギャンブル障害が高率に合併することが明らかになっています。

久里浜医療センターのある男性患者の例では、パーキンソン病の治療のためにドパミン作動薬を使用し始めた頃から、宝くじの一種であるスクラッチくじにはまり、大金を投じるようになりましたが、病状から治療薬を減らすことができなかったため、本人を一時スクラッチくじから遠ざける目的で入院治療を行い、ギャンブル行動はある程度改善したというものがあります。

一般に、ドパミン作動薬によって引き起こされる、さまざまな行動障害は、ドパミン調節障害（dopamine dysregulation syndrome）と呼ばれています。具体的には、性欲亢進、買い物依存、摂食障害、ギャンブル障害など、衝動制御障害または依存症状として現れます。

あるレビューによると、北米やヨーロッパの1,032名のパーキンソン病の患者のギャンブル障害の有病率は3.2%で、ドパミン作動薬服用者では5.7%であったと報告されています[25)]。これは、一般人口の有病率である0.4〜1%に比べると遥かに高い割合です。また、とくにパーキンソン病の発病が早い、新奇追及傾向が高い、アルコール依存経験があるケースで特に高かったそうです[25)]。

ギャンブル障害の診療に際しては、この点にも留意が必要です。

ギャンブル障害の危険因子

ギャンブル障害の危険因子

ギャンブル障害のリスクを高める要因（危険因子）についての研究も各種行われています。それらのレビューから、危険因子とそのエビデンスのレベルを以下の表に示します。表中のエビデンスレベル項目で"確立"とあるのは、3つ以上の研究で結果が一致していることを意味し、"可能性あり"は1つないし2つの報告で可能性が示唆されているもので、報告のないものや複数の報告で結果が一致していないものは"不明"、否定的結果が報告されているものは"否定的"と表記しました。

● ギャンブル障害の危険因子　（文献26を和訳）

領　域	危険因子	エビデンスレベル
人口統計関連の項目		
年齢	若年	確立
性別	男性	確立
教育歴	低	否定的
婚姻状況	既婚/未婚	不明
収入	低	不明
雇用状況	失業	可能性あり
社会福祉	受給中	可能性あり
居住地	大都市	可能性あり
学業成績	低	可能性あり
生理学的/生物学的項目		
心拍数・覚醒度	賭博中に増加する	可能性あり

神経伝達物質関与の活性	脳脊髄液中のDOPAC、MHPGの増加、血中MHPG低下、尿中ノルアドレナリンの増加、MAO活性の低下	可能性あり
遺伝研究	ドパミン受容体(D1,D2,D4)遺伝子多型と相関	可能性あり
認知の歪曲に関する項目		
知覚の誤り(erroneous perception)	先入観	可能性あり
制御妄想(illusion of control)	勝てるという妄想	可能性あり
その他の項目		
賭博場の利用しやすさ	高	確立
賭博場の知覚操作(音・速度などの影響)	あり	確立
強化効果(オペラント条件づけ)	たまに勝つことが最も強力	確立
賭博開始年齢	より早い賭博経験	可能性あり
賭博の種類	機械を用いる賭博は賭博開始から依存発症までの期間が短い	可能性あり
合併症および併存症状		
うつ病、不安	あり	可能性あり
強迫性障害	あり	可能性あり
アルコール依存症	あり	確立
他の薬物	あり	確立
人格障害	あり	可能性あり

性格特徴		
ストレス対処スタイル	抑制的、反応的	可能性あり
衝動性	高	可能性あり
過活動性	小児期のADHD	不明
刺激追求 (sensation seeking)	高	可能性あり
非行や違法行為	あり	確立

ギャンブル機械の依存性

ギャンブルを行う機械（ギャンブルマシーン）自体も、依存性の高さにかかわっていることが指摘されています。ギャンブルの依存性について学際的に検討するワークショップが2013年、2014年に開催され、その要旨が発表されています[2)]。

この論文によると、ギャンブルの中で、最も依存性が高いと考えられるのは、電子ゲーム機（EGM：electronic gaming machines）によるものであり、EGMの依存性について神経科学の立場から検討を行っています。EGMは、カジノなどに設置されているポーカーゲームに基づくテレビゲームなどで、電子化されたスロットマシーンやポーカーゲームを指しています。種類も多く、名称はさまざまで、"slots"、"fruit machines"、"pokies"などと呼ばれ、日本のパチンコやパチスロもEGMの一種と考えられています。

依存性の高い機械を使うことが、ギャンブル障害リスクを高める可能性があると考えられます。

「惜しい負け」と「勝ちの錯覚」

EGMの依存性の要素で重要なものとして、よく知られているものが2つあります。その1つは、惜しい負け（near-win）と呼ばれているもので、負けているにもかかわらず、光や音響などの演出で勝った時のように腹側線条体や島皮質を活性化させられます。これによりギャンブルを続けたいと思わせる効果があります[27]。

もう一つは、EGMで用いられる画像や音響によって、負けているにもかかわらず、勝ったかのような感覚を抱かせる（勝ちの錯覚：loss disguised as a win）ことによって認知の歪みをもたらすものです。これらの要素は、交感神経系を興奮させて、報酬系に関連した活動を活発にしますが、このような反応は、ギャンブルに問題のある者でより強くみられます[2]。惜しい負けは、ギャンブルの結果をコントロールできるかのような感覚“制御妄想”を形成します。また、負けの場面を勝ったかのように感じさせることは、意思決定力を弱めて、合理的な選択をできなくしてしまいます[10]。

遺伝因子

ギャンブル障害と遺伝の関係も研究があります。ほかの依存と同様に、ギャンブル障害の発症リスクにも遺伝によるなんらかの関与があると考えられています。

ギャンブル障害の第一度近親者の20%にギャンブル障害がみられ、両親のどちらかがギャンブル障害の場合、その子供がギャンブル障害をもつリスクは、ギャンブル障害のない両親を持つ子供の3.3倍になるという報告があります[22]。

また、双生児を対象とした研究によると、ギャンブル障害の遺伝率は49%であり、共有する環境要因はないと報告されています[28]。

また、ギャンブル障害の遺伝因子は、アルコール依存とオーバーラップがあるとされ、ギャンブル障害の遺伝因子の12～20%がアルコール依存の遺伝因子と共通しているとされています[29]。

さらに、ギャンブルとアルコール依存の合併例の64%が双方に共通した遺伝因子で説明できるという報告もあります[29]。

また、ギャンブル障害の家族がギャンブル障害であるオッズ比は4.49、同様に物質使用障害でのオッズ比は4.21という報告もあります[22]。

ギャンブル障害に精神障害の合併が多いと述べましたが、家族研究では、ギャンブル障害の第一度近親者（親、同胞、子）には気分障害、不安障害、物質使用障害、反社会性人格（パーソナリティ）障害の割合が高いことが報告されています。

ギャンブル障害患者の第一度近親者の中で気分障害は17%～33%にみられ、アルコール使用障害は18%～24%にみられたといいます[22]。

環境要因

患者が置かれている状況や環境要因がギャンブル障害の形成に関与することも報告されています。

ギャンブルの利用しやすさ、ギャンブル施設の場所や種類、報酬の大きさ、惜しい負けの機会といった状況や環境が、ギャンブル行動の継続に重要な役割を果たしています[30]。

さらに、成育歴については、虐待や心的外傷といった幼少期の経験は、ギャンブル障害で多くみられ、これらの経験の深刻さは、ギャンブル障害の重症度と相関し、発症年齢を早めるという報告もあります[30]。

また、子供の頃にギャンブルに曝露されることも、成長後のギャンブル行動に影響すると考えられます[30]。

家族がギャンブルにはまっている場合は、幼少期からギャンブルが身近になるケースが多く、先述の遺伝因子と、交絡因子としてかかわり合っていると考えられます。

環境要因

- ギャンブル施設が利用しやすい
- 時間やお金を自由に扱える
- 若いうちからギャンブルに接している
- 成育歴も影響があると考えられる

ギャンブル障害の医療アプローチ

ギャンブル障害の治療選択肢

現在、ギャンブル障害への医療機関での治療として、心理社会的治療を中心に、薬物療法、また患者の状態によってそのほかの介入が行われています。

ここでは主なアプローチを紹介します。

心理社会的治療

認知行動療法や動機づけ面接法などに代表され、グループや個人での面接などで行う治療法です。ギャンブル障害は、ギャンブルに対する認知に独特の偏りがみられるため、そのような考え方を修正したり、金銭管理をはじめ日常生活を変えることが、心理社会的治療の目標になります。

本書のテーマである標準的治療プログラムSTEP-Gも心理社会的治療です。その内容については第3章で詳しく紹介しています。

ギャンブル障害における典型的な認知の偏りは以下の表のようになります。

● ギャンブル障害における認知の偏り　（文献35を和訳）

ギャンブルスキルの誇張
ギャンブルで勝つ能力を過大に評価する
迷信を信じる
指輪や帽子などのお守りなどを持っていると勝つ確率が増える
ある行動や儀式が勝つ確率を増やす（例：特定のスロットマシンを使うなど）
精神状態が勝率に影響する（お祈り、ポジティブな期待など）

解釈の偏り

スキルや能力などを重視して状況（運や確率）を軽視する
“ギャンブラーの誤信”：負けが続いている状況を勝ちが近いと解釈する（「このマシンにまったく当たりが出てないので大当たりは近い。もし十分に長くプレイすれば勝てるだろう」）

負けを取り返す唯一の方法はギャンブルを続けることと信じる

擬人観：ギャンブルマシーンを擬人化する

負けは最終的には勝ちにつながると信じるために、負けは貴重な学習と考えて、ギャンブルを続けることを正当化する

“後知恵バイアス”　：ギャンブルの結果に基づいてそれが予想可能だったと考える。もし、勝った場合、自分の決断は正しかったと思いこみ、勝ちを予測する能力があるという信念が強化され、負けた場合は、そうなることは分かっていたと思いこみ、負けから学ぶことができるという信念を強める

テレスコープ

以前より勝ちが近いと信じること。特に迷信に頼っている場合にみられる。ギャンブラーは他人がひどく負けていても自分は勝つと信じる

選択的記憶

選択的に勝ったこと（特に大勝）を思い出し、負けを思い出すことが困難なこと

予測スキル

ギャンブルについての決断を主観的に意味のある手がかりに基づいて決める。手がかりには、内的なもの（身体感覚、直観など）、外的なもの（前兆、気象現象、偶然の出来事など）、他のギャンブラーの行動などがある

運のコントロールについての錯覚

運は重要でコントロールできないものとみなす（運は、良い時期と悪い時期を揺れ動きコントロールできない）、コントロールできると考える（迷信的行動でコントロール可能と考える）、その人の特徴による（あるゲームでは幸運だが、他では不運など）、運は伝播する（他者の影響を受ける）

錯誤相関

相関のないものに相関があると思い込む、ギャンブルの結果と周りの特徴とを結びつけて理解すること。例えば曜日によって勝ちやすい日がある、テレビでスポーツを観戦するとあるチームが有利になるなど。

AMED研究によるプログラム

日本医療研究開発機構（AMED）の研究で、外来ベースの小集団治療プログラムの無作為統制試験（ランダム化比較試験　randomized controlled trial：RCT）を筆者らが実施しました。

このプログラムは6回のセッションからなっており、内容は、1）あなたにとってギャンブルとは、2）ギャンブルの引き金、3）引き金への対処とギャンブルへの渇望、4）生活の再建・代替行動、5）考え方のクセ、6）まとめ、となっています。

このRCT を経て、本プログラムが、ギャンブル障害の標準的治療プログラム（STEP-G）として、一般に使用できるようになったのです。

● ギャンブル依存症に対する集団療法プログラムの効果（断ギャンブルの継続率）

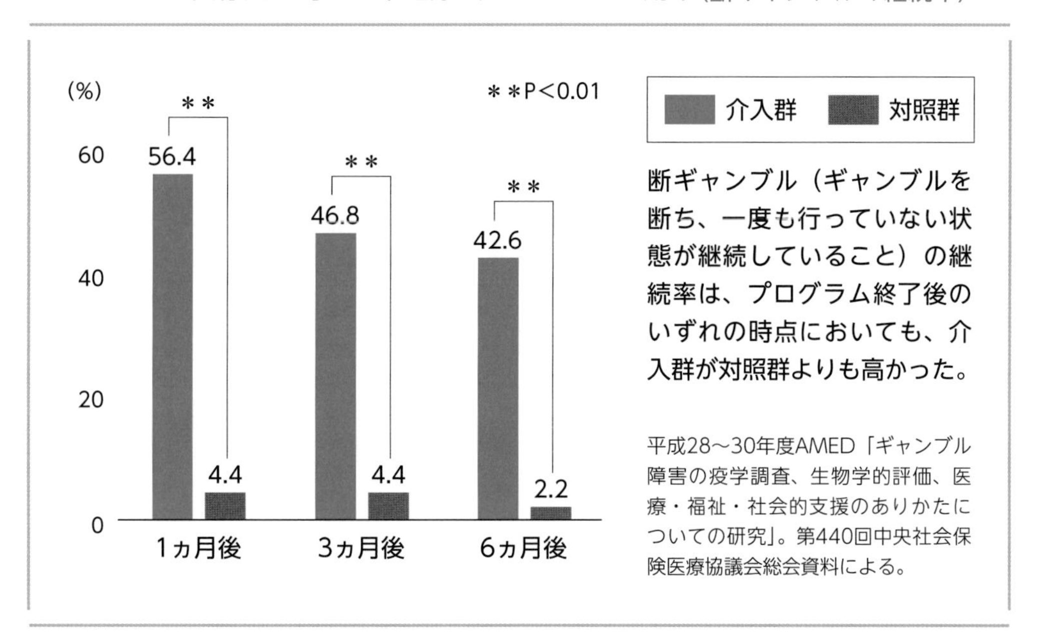

断ギャンブル（ギャンブルを断ち、一度も行っていない状態が継続していること）の継続率は、プログラム終了後のいずれの時点においても、介入群が対照群よりも高かった。

平成28～30年度AMED「ギャンブル障害の疫学調査、生物学的評価、医療・福祉・社会的支援のありかたについての研究」。第440回中央社会保険医療協議会総会資料による。

この研究がわが国では最初のRCTとなりましたが、その前にも海外で実施された心理社会的治療に関するRCTのメタ解析で、それらの有効性が報告されています[31, 32]。以下に代表的なものを紹介します。

8回のセッションからなるマニュアル化された認知行動療法の効果を検証した研究[33]では、231名の対象者すべてをGAに紹介した上で、a) 週1回の認知行動療法プラス個別カウンセリング群、b) 認知行動療法マニュアルを自習する群、c) GA以外に治療を追加しない群の3群にランダムに割り付けました。

その結果、すべての群でギャンブル行動が減少しましたが、c群よりa群、またはb群でギャンブル行動がより減少していました。その後の追跡でも、ある程度の効果の持続がみられましたが、GAへの参加および治療セッションに参加した回数、認知行動療法マニュアルの自習の完了は、ギャンブルを止めることと相関していました。

心理社会的治療法の効果を高めるために

心理社会的治療法は万能というわけではなく、その効果をより高めるためには、適切な動機付けのための介入が有効です。そもそも心理社会的治療法は、患者の治療コンプライアンス（医療者の治療上の指示を守ること）がよくないことが課題の一つとなっています。

コンプライアンスを向上させるための介入（正の強化、変わることの障壁となっていることを同定する、問題解決技能を使う介入）を行ったグループでその効果を検証すると、認知行動療法プラス介入の65%がプログラムを終了したのに対して、認知行動療法のみのグループでは35%しかプログラムを終了しておらず、介入が治療コンプライアンスの向上に有効であったといいます[34]。さらに動機づけ面接は、治療への両価性の解消に役立ちますが、これを認知行動療法と組み合わせることで治療達成率を向上させるか検証するための研究が行われ、それによると従来の治療群では66.7%が治療を完結したのに対して、動機付け面接を行った群は全例が治療を完結しました[35]。

心理社会的治療の効果を高めるためには、治療上の指示を守るためのサポートも必要であるといえます。

薬物療法

2021年現在、世界的にギャンブル障害に対して認可された薬物は存在しません。しかし、抗うつ薬、オピオイド拮抗薬、グルタミン酸作動薬、気分安定薬などの有効性が検証されています[36]。

抗うつ薬は、パロキセチン、フルボキサミン、セルトラリンなどが検討されましたが、効果は肯定的、否定的の双方があり一致していません。

オピオイド拮抗薬は、ナルトレキソン、ナルメフェンの有効性が検討され、双方ともギャンブルへの欲求を減弱させてギャンブルを減らす効果が示されており、最も有望と考えられています。

その他、リチウム、トピラマート、オランザピンなどの効果が検証されましたが、まだ研究数も少なく、さらに検討が必要な段階です[36]。

合併精神疾患がある場合に、その治療のために薬物療法が用いられることはあります。

簡易介入

ギャンブル問題はあるが依存までに至らない者やギャンブル障害の当事者に対して、短時間のカウンセリングなどを実施する簡易介入の試みもなされています。

簡易介入は通常、電話やインターネットを介するため、本人が治療施設を受診する必要がありません。

先述のようにギャンブル依存ではトリートメントギャップが大きいため[1]、その差を埋める方法の一つとして簡易介入は有望と考えられます。海外のRCTでは、電話やインターネットによる介入の有効性が示されています[37, 38]。

既述のAMED研究の一環として、2020年にLINEを使用した簡易介入のRCTを実施しました。その研究では、患者が治療用のLINEグループにエントリーした後に簡単なLINEによる介入を行い、以後4週間追跡します。その追跡期間中も毎日、LINEを通じてギャンブル障害に関する質問やメッセージを送ります。結果としてこのような方法では重症度に関しては有効性を示すことができなかったものの、治療離脱率は6.7%と低く、対面による介入を好まないギャンブル障害患者の治療離脱率を低減させることができ、さらなる改良が望まれます。このプログラム名はGambot（ギャンボット）と呼ばれています。

自助グループ

依存症からの回復において、自助グループの存在は大きな力になるケースがあります。ギャンブル障害においても有効とみられています。自助グループとしては、当事者向けのギャンブラーズ・アノニマス（GA）や家族向けのギャマノン（Gam-Anon 142ページ）などがあります。

GAは、1957年にロスアンゼルスで始まり、現在は55ヵ国に広がっています。アルコール依存症の自助グループであるアルコホリックス・アノニマス（AA）を基に、12のステップと12の伝統から成るプログラムが行われています。

● ギャンブル依存症の自助グループ

ギャンブラーズ・アノニマス　GA　日本
http://www.gajapan.jp/

GAの効果についてコントロールを用いた研究は行われていませんが、医療機関での治療より良好な効果が得られるとする報告があります[30)]。しかし、GAのミーティングからドロップアウトしてしまうケースも多く、継続して参加していくためには、治療施設での治療と併用されるのがよいという指摘もあります[39)]。

また、当事者会と同様に家族を対象とした家族支援（142ページ）も有効と考えられています。

物質依存で用いられるコミュニティ強化法と家族トレーニング（CRAFT：Community Reinforcement and Family Therapy 143ページ）を、ギャンブル障害用に改変したワークブックが作成され、その効果検証では家族や当事者への効果が報告されています。しかし、依存の行動原理は家族にとって複雑なので、治療者のサポートを要したとされています[30)]。

自助グループと同様に、治療施設との併用が効果を高めると考えられます。

治療効果の予測因子

特定の治療法がどんな患者層に反応するのか、それを選別するための因子が予測因子です。心理療法の予後調査の系統的レビューによると、予後が良好であったのは、観察期間を問わず、男性ということと、抑うつ傾向が低いグループでした。つまり、この2項目が共通した予測因子といえます。

9ヵ月から12ヵ月の観察期間での分析では、患者が高齢であること、雇用があること、単身者、ギャンブルの頻度が多くないこと、ギャンブル障害の重症度が低いこと、低い飲酒レベル、性格傾向（低い神経症傾向、低い衝動性、新奇希求性)、参加したセッション数が多い、断ギャンブルを治療目標とするといった要因をもっていることが、良好な予後と関連していたと報告されています[40)]。

ギャンブル障害は深刻な影響をもたらす疾患ですが、3分の1は治療を受けたり、GAに参加したりせずに自然回復するという報告もあり、ギャンブル障害のうちある一群においては一過性で挿話的である可能性も示唆されます[30)]。

回復したギャンブル障害患者への調査によると、回復に強く関連したのは、ギャンブルとは関係のない時間を要する活動に携わったり、ギャンブル場やオッズ情報などギャンブルを想起させるものを避けるといった実践的な行動であり、それらの対処行動を使う治療が多かったといいます[30)]。

家族による支援のために

家族支援

患者本人の回復のためにも、また患者本人への支援と同様に、家族への支援も大切と考えられています。

他の依存と同様に、ギャンブル障害でも家族が、借金や本人の嘘などに振り回され、大変な思いをします。しかし、先述のように患者本人の治療モチベーションは低いため、この被害者ともいえる家族が動かなければ、本人が治療や相談施設につながりません。わが国では、ギャンブル障害に関する啓発が充分でなく、家族が本人の治療はもとより借金の適切な処理などに関して適切な相談先を見つけることは困難です。家族へのフォロー、家族による相談先の整備はギャンブル障害対策において喫緊の課題です。

現時点では、一部の専門医療機関が、家族支援のための家族会を開催し、受診前相談に応じています。また、地域の精神保健福祉センターや保健所の一部も家族相談に応じており、そこでもかなりの件数の相談が寄せられると耳にします。

2018年10月より、ギャンブル等依存症対策基本法が施行されています。これを受けて、法の基本計画が策定されると思われますが、その中に本人のみならず家族への手厚い支援が盛り込まれることを願います。

ここでは家族に向けた支援についてあらためてまとめておきます。

家族、身近な人のための自助グループ・相談先

- ギャンブルの問題の影響を受けた家族・友人のための自助グループ

ギャマノン　Gam-Anon
http://www.gam-anon.jp/

- アルコール・薬物・その他の依存問題を予防し、回復を応援する社会を作るNPO法人

特定非営利活動法人アスク　ASK
https://www.ask.or.jp

● 家族・ご友人のギャンブルの問題での相談

公益財団法人　ギャンブル依存症問題を考える会

https://scga.jp/

相談専用電話番号　070-4501-9625

家族療法

依存に関しては、説得したり、咎(とが)めたり、家族が直接本人に働きかけても効果が得にくかったり、イネイブリングなど誤った対処法で悪化を招いてしまうケースもあります。依存に関し家族への医療介入を行い、正しい知識やコミュニケーションの工夫、イネイブリングの回避など対処法を学んでもらうことで、本人の状態の改善が図られることがあり、これらを家族療法といいます。

家族へのプログラム：CRAFT

CRAFTとは、アルコール依存症をはじめとする各種依存症を抱える人の家族のために、アメリカで開発された家族支援のプログラムで、「Community Reinforcement And Family Training：コミュニティ強化法と家族トレーニング」の頭文字をつなげています。本人を治療につなげるための正しい知識と対応を学んでいくことを目標としています。医師や医療スタッフの主導で行います。近隣に実施機関がある場合は利用を検討するのもよいでしょう。

CRAFTでは、依存症患者さんを支える周りの方々とご本人が対立せず治療につながるようなコミュニケーションについて考えていきます。気持ちに任せて、小言を言ってしまったり、その場を収めようとして機嫌をとるような行動をとるなど、よくない結果を招きかねないコミュニケーションに気づき、改善します。

CRAFTのコミュニケーションの例

1 肯定的なコミュニケーション

否定や非難をせず、相手のよいところに目を向けます。「正直に話してくれてありがとう」「治療に関心を持ってくれて嬉しい」など。

2「私」を主語にする

「どうして（あなたは）ギャンブルをするの？」というYouメッセージは避け、「借金をされると（私は）つらい」と自分の気持ちを伝えるようにすると、受け手は抵抗感や反発が減ります。

3 理解を示す

本人もギャンブル行動をコントロールできずつらい思いをしていることに理解を示します。「やめようと思っているのにギャンブルをしてしまったんだね。治療は簡単じゃないところもあるね。今なにかつらい気持ちがあるんじゃない？」など。

4 責任を共有する

借金の肩代わりや代わって金策を行うなどは逆効果ですが、本人任せにせず返済計画を一緒に立ててあげたり、法律家への相談に付き添うなどの支援は本人が治療に集中しやすくなり回復にも役立ちます。声かけの例としては「一緒にあきらめずに治療をしよう」「毎日お金を使ったら一緒にレシートを確認しよう」などです。

働きかけや声掛けの方法を変えることで、たとえ本人が治療につながらなくても、問題行動が減ったり、家族が今までよりも楽に暮らせる（感情・身体・対人関係で）ようになります。

家族支援のポイント

1 依存症のことを学ぶ
2 コミュニケーションを工夫する
3 イネイブリングをやめる
4 借金問題の解決のために力を貸す
5 必要があれば家族も治療を受ける、自助グループに参加する

借金問題への適切な対処法について

借金問題について

多くの家族が治療の相談をする背景には、本人が借金の問題をくり返すことがあります。

借金が発覚したときに、なんとかしてあげなくては、と考える方も多いと思いますが、肩代わりや謝罪などの尻ぬぐいは往々にしてイネイブリングとなり、ギャンブル障害を悪化させ、立ち直りの機会を奪う結果になってしまいます。

家族が借金の問題に直接関わることのないようにしましょう。

まず家族が心がけることは、「借金は肩代わりしない」という姿勢を本人にはっきりと伝えることです。

その上で「くり返さないために治療が必要なこと」を伝えます。本人の言い訳や言い分には距離を取りましょう。大切なことは、借金はギャンブルが原因で起きたこと、そしてそれを返済しなければならない、という事実と本人が向き合うことです。

なにか支援をするとしたら、一緒に借金の総額を確認したり、買い物のたびにレシートを見せるように要求することはよいでしょう。本人が働くことを前提に返済計画を立てるのを手伝うこともよいでしょう。その場合も金銭的な支援はしません。

借金の状態が複雑で対処が難しい場合は、弁護士や司法書士などの専門家に相談するとよいでしょう。

法律相談を利用する

借金の問題には法律相談が役立つことがあります。専門家から返済方法や債務整理などについて適切なアドバイスを得ることも有効です。法律相談は、本人が借金問題と向きあう貴重な経験にもつながります。

治療が先か、借金の相談が先か、については、そのときの状況によって異なります。

家族が迷い、どうしてよいかわからないことがあれば、ギャンブル障害の専門相談を利用することをお勧めします。

借金問題について相談する窓口としては、消費者ホットライン、多重債務者向け無料相談窓口、法テラス、各地の弁護士会などがあります。借金の問題がある方は、相談内容、お住まいの住所などにあわせて、相談してみましょう。

● 消費者庁による、地方公共団体設置の消費生活相談窓口案内

消費者ホットライン

(電話) 188

※局番無し
※原則、最寄りの市区町村の消費生活センターや消費生活相談窓口などへ案内します。
※相談できる時間帯は、相談窓口により異なります。

● 財務局による、借金問題解決に結びつくアドバイスや情報提供

多重債務者向け無料相談窓口

※各地方ブロックの財務局内

● 法務省所管の無料法律相談

日本司法支援センター　法テラス

(電話) 0570-078-374

※平日9:00～21:00、土曜日9:00～17:00

文献

1) Slutske WS. Natural recovery and treatment-seeking in pathological gambling: Results of two U.S. National Surveys. Am J Psychiatry, 163: pp. 297-302, 2006.

2) Yücel M, Carter A, Allen AR, et al. Neuroscience in gambling policy and treatment: an interdisciplinary perspective. Lancet Psychiatry, 4: pp. 501-506, 2017.

3) Suurvali H, Cordingley J, Hodgins DC, et al.: Barriers to seeking help for gambling problems: a review of the empirical literature. J Gamble Study 25: pp. 407-424, 2009.

4) American Psychiatric Association. Diagnostic and Statistical Manual of Mental Health Disorders, Fifth Edition (DSM-5). American Psychiatric Association, 2013.

5) Fauth-Bühler M, Mann K, Potenza MN. Pathological gambling: a review of the neurobiological evidence relevant for its classification as an addictive disorder. Addict Biol 22(4): pp. 885-897, 2017.

6) 日本生産性本部. 2017レジャー白書: 余暇の現状と産業・市場の動向. 2017.

7) Calado F and Griffiths MD: Problem gambling worldwide: An update and systematic review of empirical research (2000-2015). J Behav Addict 5(4): pp. 592-613, 2016.

8) 尾崎米厚　わが国の成人の飲酒行動に関する全国調査2013年、2003年、2008年全国調査との比較。WHO世界戦略を踏まえたアルコールの有害使用対策に関する総合的研究。厚生労働省科学研究費補助金　平成25年度総括研究報告書（主任研究者　樋口 進）平成26年3月

9) Lesieur HR, Blume SB. The South Oaks Gambling Screen (SOGS): A new instrument for the identification of pathological gamblers. Am J Psychiatry 144: pp. 1184-1188, 1987.

10) 久里浜医療センターホームページ（http://www.kurihama-med.jp/news/20171004_tyousa.pdf）（2017年12月28日アクセス）

11) 樋口 進. 厚生労働科学研究費補助金「WHO世界戦略を踏まえたアルコールの有害使用対策に関する総合的研究」平成25年度報告書

12) 松崎尊信, 佐藤 拓, 河本泰信, 樋口 進. ギャンブル障害の治療および予後に関する研究: 久里浜医療センターの取り組みから. 第113回日本精神神経学会, 名古屋, 2017.

13) Petry NM, Stinson FS, Grant BF. Comorbidity of DSM-IV pathological gambling and other psychiatric disorders: results from the National Epidemiologic Survey on Alcohol and Related Conditions. J Clin Psychiatry 66(5): pp. 564-574, 2005.

14) Lorains FK, Cowlishaw S, Thomas SA, et al. Prevalence of comorbid disorders in problem and pathological gambling: systematic review and meta-analysis of population surveys. Addiction 106(3): pp. 490-498, 2011.

15) Dowling NA, Cowlishaw S, Jackson AC, Merkouris SS, Francis KL, Christensen DR. Prevalence of psychiatric co-morbidity in treatment-seeking problem gamblers: a systematic review and meta-analysis. Aust NZ J Psychiatry 49(6): pp. 519-539, 2015.

16) Linder RD, Pope HG Jr, Jonas JM. Pathological gambling and major affective disorder: preliminary findings. J Clin Psychiatry 47: pp. 201-203, 1986.

17) McCormick RA, Russo AM, Rameriz LF, et al.: Affective disorders among pathological gamblers seeking treatment. Am J Psychiatry 141: pp. 215-218, 1984.

18) Taber JI, McCormick RA, Russo AM, et al. Follow-up of pathological gamblers after treatment. Am J Psychiatry 144: pp. 757-761, 1987.

19) Cowlishaw S, Merkouris S, Chapman A, et al. Pathological and problem gambling in substance use treatment: a systematic review and meta-analysis. J Subst Abuse Treat 46(2): pp. 98-105, 2014.

20) 森山成彬　ギャンブルの病理。臨床精神医学 30: pp. 845-851, 2001.

21) Goudriaan AE, Yücel M, van Holst RJ. Getting a grip on problem gambling: what can neuroscience tell us? Front Behav Neurosci 8: pp. 141, 2014.

22) Grant JE, Odlaug BL, Potenza MN: Pathologic gambling: clinical characteristics and treatment. Ries RK, Fiellin DA, Miller SC, Saitz R (editors): Principles of addiction medicine, fourth edition, Lippincott Williams & Wilkins, Philadelphia, (2009) ; pp. 509-517.

23) Petry NM, Kiluk BD. Suicidal ideation and suicide attempts in treatment-seeking pathological gamblers. J Nerv Ment Dis 190 (7): pp. 462-469, 2002.

24) Moghaddam JF, Yoon G, Dickerson DL, Kim SW, Westermeyer J. Suicidal ideation and suicide attempts in five groups with different severities of gambling: findings from the National Epidemiologic Survey on Alcohol and Related Conditions. Am J Addict 24 (4): pp. 292-298, 2015.

25) Barns MPN, Rickards H, Cavanna AE. The prevalence and clinical characteristics of pathological gambling in Parkinson's disease: an evidence-based review. Funct Neurol 25(1): pp. 9-13, 2010.

26) Johansson J, Grant JE, Kim SW, et al. Risk factors for problematic gambling: a critical literature review. J Gambl Stud 25: pp. 67-92, 2009.

27) Clark L, Lawrence AJ, Astley-Jones F, et al. Gambling near-misses enhance motivation to gamble and recruit win-related brain circuitry. Neuron 61: pp. 481-490, 2009.

28) Slutske WS, Zhu G, Meier MH, et al. Genetic and environmental influences on disordered gambling in men and women. Arch Gen Psychiatry 67(6): pp. 624-630, 2010.

29) Slutske WS, Eisen S, True WR, et al. Common genetic vulnerability for pathological gambling and alcohol dependence in men. Arch Gen Psychiatry 57: pp. 666-673, 2000.
30) Hodgins DC, Stea JN, Grant JE. Gambling disorders. Lancet 378: pp. 1874-1884, 2011.
31) Pallesen S, Mitsem M, Kvale G, Johnsen BH, Molde B. Outcome of psychological treatment of pathological gambling: a review and meta-analysis. Addiction 100: pp. 1412-1422, 2005.
32) Gooding P, Tarrier N. A systematic review and meta-analysis of cognitive behavioural interventions to reduce problem gambling: hedging our bets? Behav Res Ther 47: pp. 592-607, 2009.
33) Petry NM, Ammerman Y, Bohl J, et al. Cognitive-behavioral therapy for pathological gamblers. J Consult Clin Psychol, 74: pp. 555-567, 2006.
34) Milton S, Crino R, Hunt C, et al. The effect of compliance–improving interventions on the cognitive-behavioral treatment of pathological gambling. J Gambl Stud, (2002); 18: pp. 207-229.
35) Wulfert E, Blanchard EB, Freidenberg BM: Retaining pathological gamblers in cognitive behavior therapy through motivational enhancement. Behav Mod, (2006); 30: pp. 315-340.
36) Grant JE, Odlaug BL, Schreiber LR. Pharmacological treatments in pathological gambling. Br J Clin Pharmacol 77(2): pp. 375-381, 2014.
37) Hodgins DC, Currie SR, Currie G, Fick GH. A randomized clinical trial of brief motivational treatments for pathological gamblers: more in not necessarily better. J Consult Clin Psychol 77: pp. 950-960, 2009.
38) Carlbring P, Smit F. Randomized trial of internet-delivered self-help with telephone support for pathological gamblers. J Consul Clin Psychol 76: pp. 1090-1094, 2008.
39) Yau YHC, Potenza MN. Gambling disorder and other behavioral addictions: recognition and treatment. Harv Res Psychiatry 23: pp. 134-146, 2015.
40) Merkouris SS, Thomas SA, Browning CJ, et al. Predictors of outcomes of psychological treatments for disordered gambling: A systematic review. Clin Psychol rev 48: pp. 7-31, 2016.

結びに

ギャンブル障害からの回復には、様々な分野による連携が必要です。医療はその重要な一翼を担っています。しかし、世界的にもギャンブル障害治療に関するエビデンスは、物質依存に比べてまだかなり遅れています。

その遅れを踏まえ、私どもは日本医療研究開発機構（AMED）研究の一環として、ギャンブル障害の標準的治療プログラム（STEP-G）を開発しました。また、無作為統制試験を実施し、このSTEP-Gの有効性を確認しました。国外で実施された既存のギャンブル障害に対する治療プログラムの有効性を示す研究に、このSTEP-Gの結果が追加された訳です。

これらの結果を踏まえ、2020年改定でこのSTEP-Gを使用した外来集団療法が新た診療報酬に収載されました。この診療報酬を算定するためには、このSTEP-Gに関する研修に参加する必要があります。本書を出版する時点では、COVID-19パンデミックの影響でこの研修は行われていませんが、2021年中には実施される見込みです。

本書は、ギャンブル障害全般についてわかりやすくまとめた解説本です。一方で、第3章においてこのSTEP-Gの使い方の解説に多くのページを使っています。そこでは、プログラムの内容や流れを理解し、ギャンブル障害当事者がどのような変遷をたどって認知の偏りを正し、実際の行動を変容させせることができるようになっていくのかについても知っていただけるようになっています。従いまして、本書は当事者やご家族のギャンブル障害理解を深めるためだけでなく、上記研修の副読本としても使用いただけると考えています。

本書が、ギャンブル障害の理解と治療の向上に貢献し、患者さんの回復につながっていくことを願ってやみません。

そして最後になりましたが、このSTEP-Gの作成に協力いただきました多くの方々にこの場をお借りして深謝申し上げます。

2021年4月

国立病院機構久里浜医療センター　院長　樋口 進

執筆者

樋口　進（ひぐち すすむ）

独立行政法人国立病院機構久里浜医療センター院長

ゲーム障害、ギャンブル障害などの行動嗜癖、アルコール関連問題の予防・治療・研究などを専門とする。2011年に国内初のネット依存治療専門外来を設立。WHO専門家諮問委員、行動嗜癖に関するWHO会議およびフォーラム座長、厚生労働省アルコール健康障害対策関係者会議会長、同省依存検討会座長(2013年)、内閣官房ギャンブル等依存症対策推進関係者会議会長、国際アルコール医学生物学会(ISBRA)理事長、国際嗜癖医学会(ISAM)アジア地区代表、国際行動嗜癖研究学会理事などを務める。

松下 幸生（まつした さちお）

独立行政法人国立病院機構久里浜医療センター副院長

ギャンブル障害、アルコール依存症、認知症、一般精神医学、精神疾患の臨床遺伝研究、アルコール関連問題や嗜癖行動に関する疫学研究を専門とする。日本アルコール関連問題学会理事、事務局長、関東甲信越アルコール関連問題学会理事長、日本アルコール・アディクション医学会理事、アルコール医学生物学研究会監事などを務める。

古野 悟志（ふるの さとし）

独立行政法人国立病院機構久里浜医療センター 心理療法士

公認心理師・臨床心理士。精神科クリニックや教育相談所などを経て現職。ギャンブル障害、アルコール依存症を中心に、患者・家族支援に携わる。

ギャンブル障害　STEP-G
回復支援マニュアル

令和 3 年 5 月 25日　第 1 刷発行

著　　者　樋口 進　松下 幸生　古野 悟志
発 行 者　東島俊一
発 行 所　株式会社 法 研

〒104-8104　東京都中央区銀座1-10-1
電話　03-3562-3611（代表）
http://www.sociohealth.co.jp

印刷・製本　研友社印刷株式会社　0103

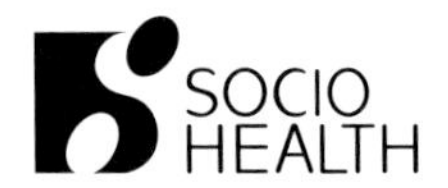

ISBN978-4-86513-822-1 C0077　定価はカバーに表示してあります。